自律神経を整える「長生き呼吸法」

順天堂大学医学部教授
小林弘幸

アスコム

今から1分間、
目を閉じて
自分の呼吸を感じてください。

回数、深さ、スピード……
あなたは
どんな呼吸をしていましたか？

はじめに

「死」を目前にして感じた
普段通りに呼吸できる幸せ

呼吸の役割は、酸素と栄養を肺や血管を通して、体のすみずみにまで行きわたらせることです。

その役割が不十分であれば、脳も心臓も筋肉も、活動のレベルが下がります。

人間が1分間に呼吸をする回数は12～20回。1日24時間で計算すると、2万回にも上ります。人間は数日間、何も食べなくても生きていけますが、息を止められるのはせいぜい数分間です。

まさに、**呼吸は命の根幹を支える機能**といえます。

しかし、普段から自分の呼吸を意識している人は、そう多くないはずです。

逆に、自分の呼吸を意識するときというのは、ちょっとした運動で息切れしたときや、風邪をひいて激しい咳《せき》が続いたときなどでしょう。つまり、自分の呼吸を意識するのは、多くの場合、体力の低下や何らかの不調が自分の体に現れたときです。昨今は、新型コロナウイルス感染症の流行によって、自らの呼吸の状態や肺炎について、気にかけることが増えた方も少なくないと思います。

私もこのような経験をしたことがあります。食べ物が気管に入らないようにする咽頭蓋《いんとうがい》が急激に腫《は》れ、気道をふさぐ「急性咽頭蓋炎《きゅうせいいんとうがいえん》」になりました。初めは咳が止まらずに、喘息《ぜんそく》の可能性を疑ったぐらいでしたが、そのうちに症状が悪化。

呼吸ができなくなってしまったのです。パニックにならないよう、呼吸が止まっている間に数を数えていました。呼吸ができない数十秒間は「死」を意識するほどの苦しさでした。実際、この病気は窒息に至るケースもある救急疾患《しっかん》です。

幸い、私は治療によって「死」という最悪の結果を逃れることができました。そして、**普段通りに呼吸できる幸せ**を深く感じることができたのです。

呼吸は自律神経を整えて心身を安定させる最良の方法

24時間で2万回以上する**呼吸をつかさどるのは、私の研究分野である自律神経《じりつしんけい》**です。自律神経には、交感《こうかん》神経と副交感《ふくこうかん》神経があり、車で例えるなら前者がアクセル、後者がブレーキのような役割を果たして心身の正常運転をしています。

ある優秀な外科医の手術に立ち会ったことがあります。難しいといわれた手術を成功に導いた彼の技術は素晴らしく、大変勉強になりました。しかし、もっと大きな発見があったのです。それは彼の呼吸。いくら優秀な医師であっても、手先に神経を集中するときは、呼吸を止めるものと思っていました。しかし実際は、普段通りの呼吸をしていたのです。

心身を安定させて、
最高のパフォーマンスを発揮するには、
なによりも呼吸が重要だと感じた
瞬間でもありました。

浅くて速い呼吸が健康寿命を縮める

しかし、ストレスを受けることが多い現代社会では、多くの方が交感神経優位の生活を送っています。

1分間あたりの呼吸数の目安を紹介しましたが、これは心が安定している場合。不安や緊張、怒りなど、負の感情を抱えているときは、交感神経が優位になり、副交感神経の働きが低下するため、1分間に20回以上の速い呼吸に、知らず知らずのうちになってしまう方が多いです。

しかも、その呼吸は速いだけではなく、浅い。ストレスを感じることが多い方は、速くて浅い呼吸が、すでに習慣化している可能性が高いと考えられます。

速くて浅い呼吸が習慣化すると、脳に運ばれる酸素量が減って、ネガティブな感情から抜け出せなくなってしまいます。**不安定な心は自律神経のバランスをさらにかき乱し、血流が悪くなって「だるさ」や「慢性疲労《まんせいひろう》」を引き起こします。**

そのまま放置しておくと、もっと重大な病気になって目の前に現れてしまうのです。

長寿のカギ「自律神経」が整えば、血流がアップして腸内環境が改善する！

自律神経がつかさどる生命維持機能は、呼吸のほかに脈拍・血流（心臓）や消化・吸収（腸）、そして免疫《めんえき》など非常に多岐《たき》にわたります。

それらのなかで、**人間が意識して行えるのは呼吸だけです。**

いくら頭で「消化吸収を速くして」と考えても、腸の活動はよくなりませんし、実感するのも難しいです。

でも、呼吸は違います。意識をすれば、息を止めることも、たくさん空気を吸うことも、ゆっくり息を吐くこともできます。

自らの意識を変えるだけで、浅く、速くなっている呼吸を、深くてゆったりとした呼吸にすることが可能なのです。その結果、自律神経のバランスが整い、ベストな自分を取り戻すことができます。

自律神経の状態と血流は密接に関係しています。自律神経のバランスが整えば、酸素と栄養たっぷりの血液を全身に送り届けることができます。

また、腸は自律神経の影響を大きく受ける部位です。自律神経のバランスが整えば、腸の働きが活発になり、腸内環境を良好に保つことができます。

それだけではありません。

血流が改善し、
腸内環境が良好になると
全身の免疫力まで
高めることができるのです。

ウイルスや病気に負けない免疫力は呼吸を変えるだけで高められる！

人体には2兆におよぶ免疫細胞があるといわれています。

免疫細胞が体内に侵入したウイルスや細菌を退治してくれるから、私たちは日々の健康を保つことができます。

実は**免疫細胞の約7割は腸に集中しています。**

この事実だけでも腸の重要さに驚きますが、さらにすごい働きを腸は持っています。

腸にはウイルスや細菌と闘う準備をする「訓練場」のような場所があり、全身の免疫細胞は血流に乗って訓練場までやってきます。

訓練場で、免疫細胞はさまざまなウイルスと闘う訓練をします。訓練を終えると、血流に乗って全身に戻っていき、それぞれの担当部署でウイルスや細菌を撃退してくれます。

つまり、**全身の免疫システムは腸が担《にな》っているのです。**

腸内環境が悪いと、免疫システムが正常に働かなくなり、全身の免疫細胞のパワーが衰《おとろ》えてしまいます。

また、血流も重要です。血流が悪いと、訓練を終えた免疫細胞を体のすみずみまで送り届けることができません。

腸内環境と血流。免疫力アップの決め手となる二つの要素は、いずれも自律神経を整えることによって改善することができます。

つまり、**ゆっくりと深い呼吸をして、自律神経のバランスを整えれば、全身の免疫力を高めることにもつながるのです。**

1日1回の「長生き呼吸法」で本来の自分を取り戻せる

私は自律神経の研究のなかで、第一線で活躍するアスリートたちのサポートも続けてきました。勝負を賭けた一球、一打の直前は、彼らも極度の緊張に見舞われます。

その緊張をほぐし、勝負強さを発揮するためには、「ひと呼吸」を置いて、自分を落ち着かせることが大切だと指導しています。

なぜなら、**呼吸は「体」だけでなく、「心」の状態をコントロールすることにも役立つからです。**

私たちは疲れを感じたときにふと「ため息」をつくことがありますよね？「ため息をつくと幸せが逃げる」といわれますが、実は「ため息」のような深い呼吸は自身に芽生えたささやかな不安や不調をリセットし、「心身の幸せ＝健康な人生」を無意識のうちに手に入れようとしている健康法といえます。

自律神経のバランスを整える「長生き呼吸法」は、私が「急性咽頭蓋炎」となって呼吸の大切さをあらためて認識したときに考案した、誰にでも、どんな時でもできる、とても簡単な呼吸法です。

「長生き呼吸法」なら、肺を鍛《きた》える「肺活」と、腸内環境を良好にする「腸活」を同時に行うことができます。

ポイントは、息を吸う時間よりも吐く時間を長くすること。吐く時間を長くすると、副交感神経の働きが高まり、自律神経のバランスを整えることができます。

24時間2万回以上の呼吸すべてをこのようにするのではなく、毎日の習慣として「長生き呼吸法」を取り入れてください。

私はここ数年、スポーツ庁の参与として国民の健康とスポーツについての会議に出席するなど、緊張する場面が増えているのですが、そのような場面の前に行うなど、「長生き呼吸法」を毎日の習慣にしてから、何事にもあせらず穏やかに対応することができています。

また、「長生き呼吸法」を始めてからというもの、日常のあらゆるシーンですこぶる体調がよく、**今が人生の中でもっとも明るく前向きな気持ちで過ごすことができています。**

みなさんもぜひ「長生き呼吸法」を行ってみてください。

新型コロナウイルスのみならず、この先どんな未知のウイルスの脅威にさらされようと、健康長寿の決め手となる血流と腸内環境が良好になり、免疫力がアップすれば、病気やウイルスに負けない体をつくることができます。

心にも安定をもたらし、日々幸せを感じながら過ごすことができるはずです。

1日1分だけでかまいません。
「長生き呼吸法」を
実践していただき、
長く幸せな人生を歩まれることを
医師として願っています。

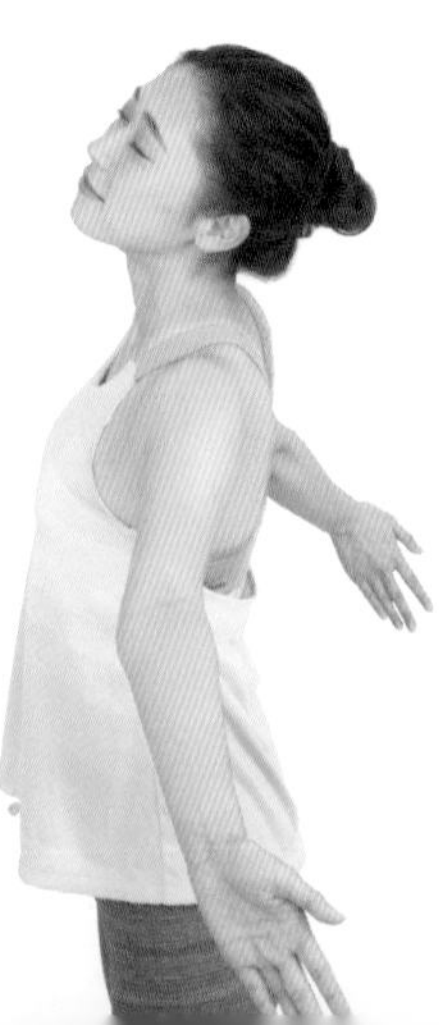

自律神経を整える「長生き呼吸法」◎もくじ

第1章

自律神経と腸を整えて不調を撃退！「長生き呼吸法」のやり方

第2章

なぜ呼吸を整えると長生きできる体がつくれるのか？

第3章

「長生き呼吸法」驚きの健康効果！

第4章

「長生き呼吸法」健康増進アレンジブレス！

第5章

「長生き呼吸法」の効果を高める健康習慣

●本書籍の情報は2020年5月1日時点の情報です

第1章

自律神経と腸を整えて不調を撃退！「長生き呼吸法」のやり方

簡単だから続けられる！
全身の細胞が活性化する「長生き呼吸法」
基本のやり方を紹介！

「長生き呼吸法」は、自律神経と腸を同時に整え、全身の細胞に酸素と栄養をたっぷり送り届ける健康法です。

難しいことは、何一つありません。
口からゆっくり、ゆっくり息を吐き、
鼻からス——っと息を吸い込む。
基本はこれだけです。
大切なのは、いつも無意識に、
おざなりになっている呼吸に、
向き合う時間をつくるということ。
1日1分でかまいません。
全身に酸素や血液がめぐるイメージを持ちながらすると、
すぐに心が癒《いや》されていきます。
この章では「長生き呼吸法」のやり方と、
健康効果をアップさせるためのコツをお伝えします。

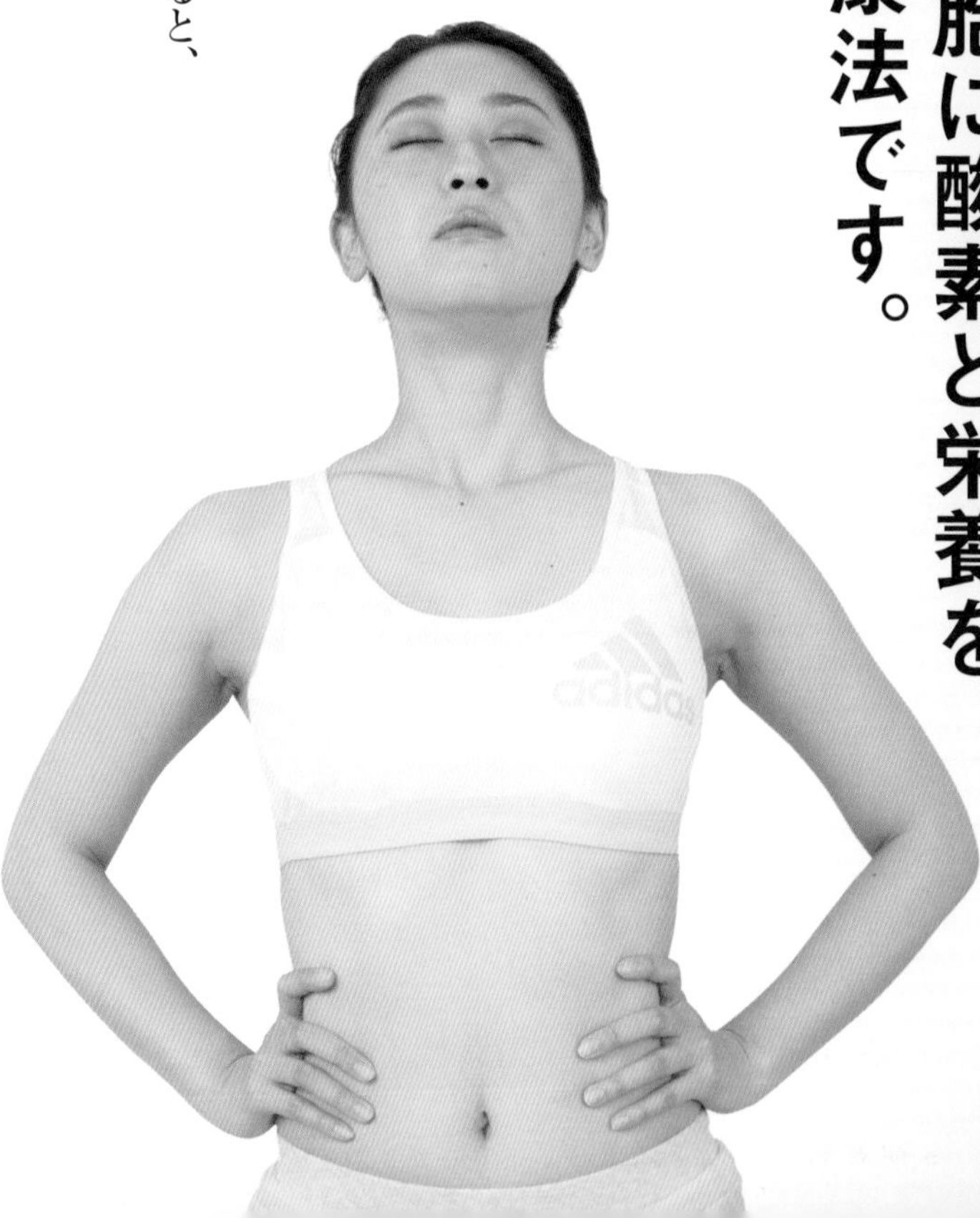

自律神経と腸内環境を同時に整える

「長生き呼吸法」のやり方

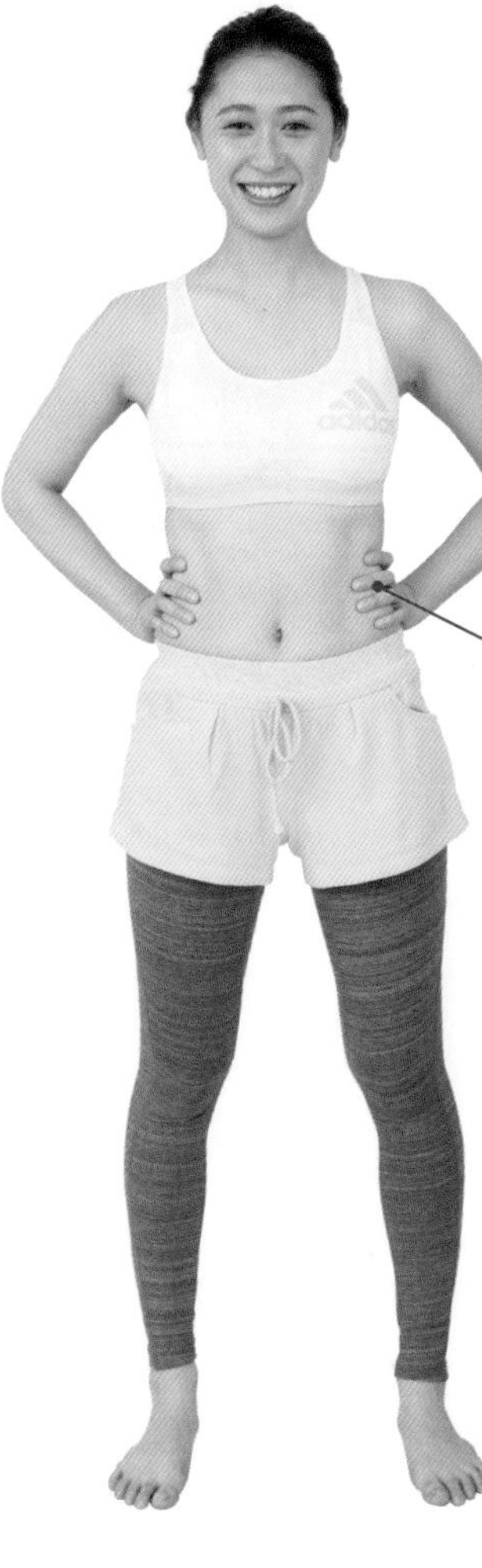

まずは、基本の姿勢を覚えよう!

◎ 脚を肩幅に開く

◎ まっすぐに立つ

◎ 肩の力を抜く

◎ 両手はお腹の横に

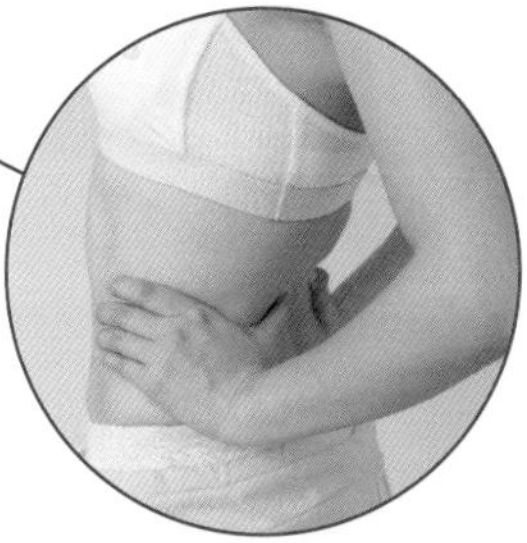

ろっ骨の下をつかむ!

「長生き呼吸法」は、呼吸をするとき、同時に腸をマッサージします。自律神経と腸内環境をダブルで整えていきます。

◀◀◀ 準備万端! さあ次ページから、「**長生き呼吸法**」にレッツトライ!

6秒吐く

上体を前に倒しながら、ゆっくり、ゆっくり息を吐きましょう

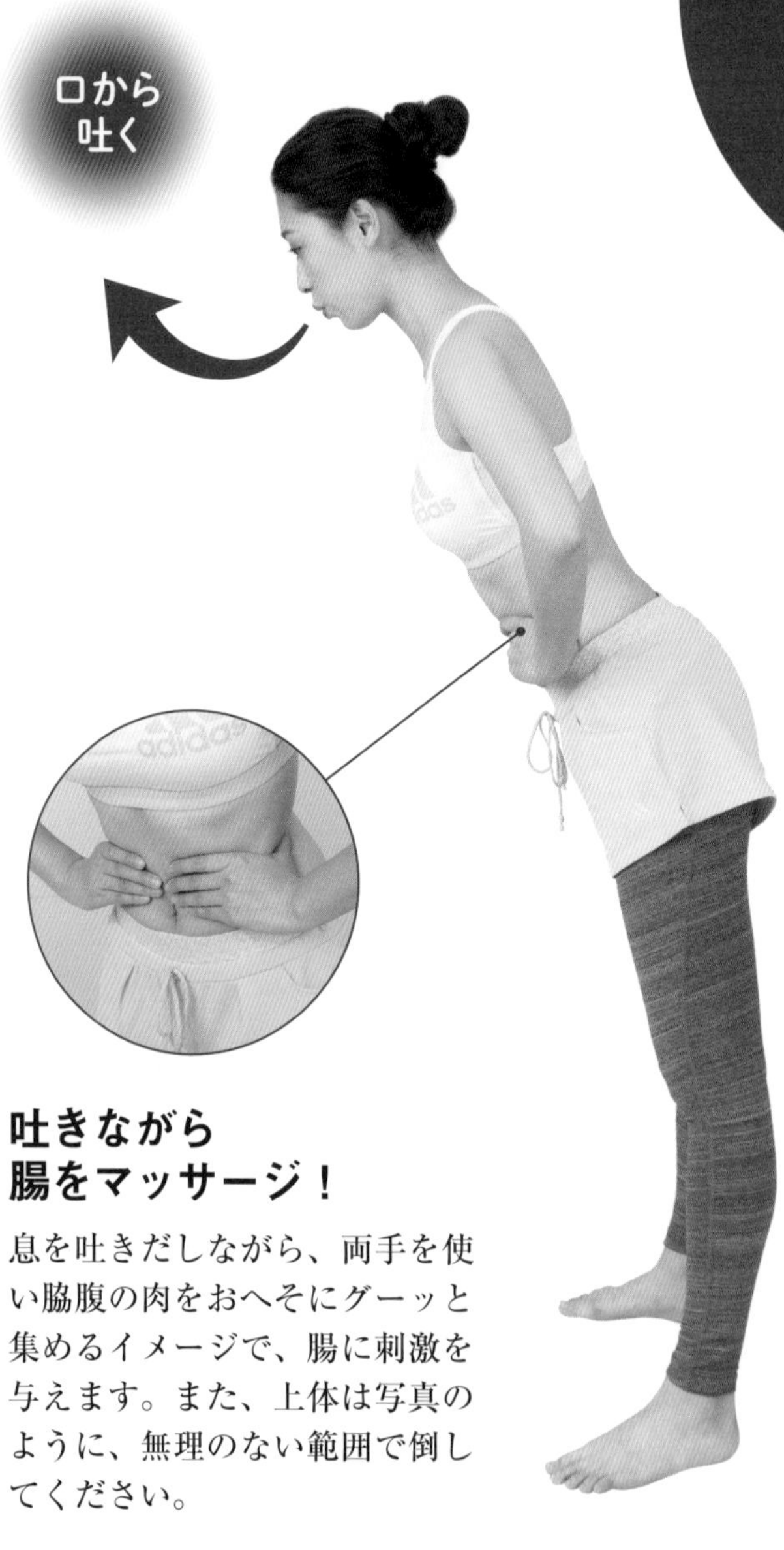

吐きながら腸をマッサージ！

息を吐きだしながら、両手を使い脇腹の肉をおへそにグーッと集めるイメージで、腸に刺激を与えます。また、上体は写真のように、無理のない範囲で倒してください。

「肺活」と「腸活」を同時に実践できる!

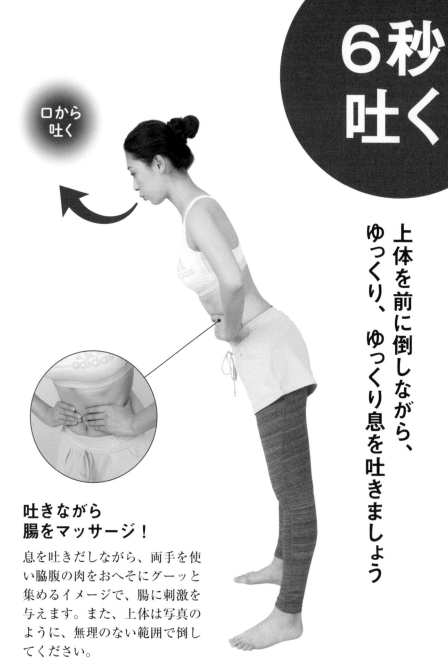

3秒
吸う

鼻から
吸う

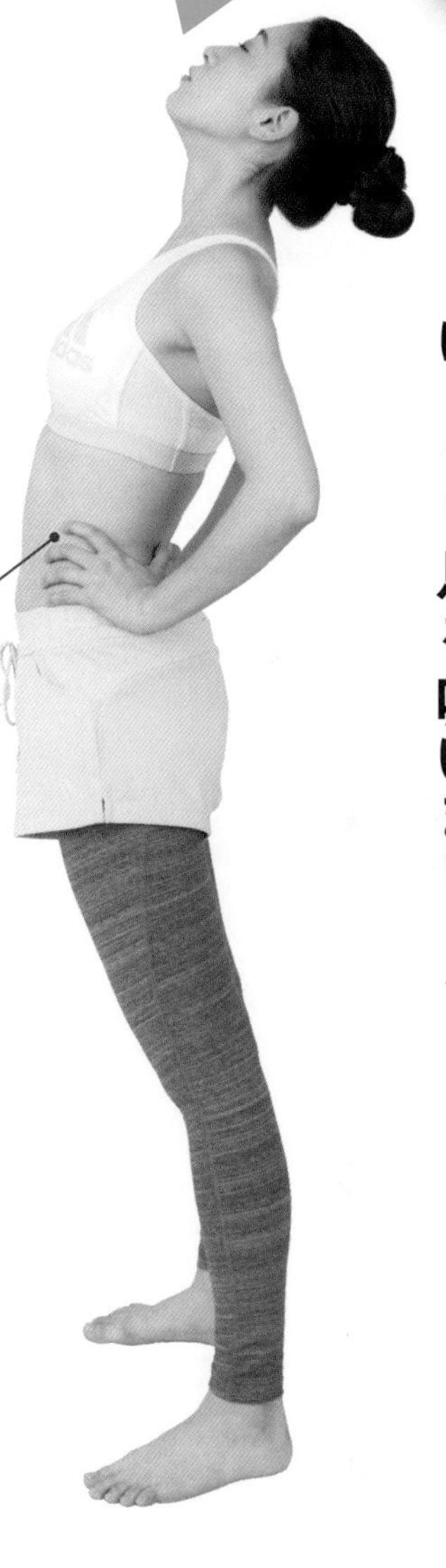

背中を反らしながら、
ゆっくり息を吸いましょう

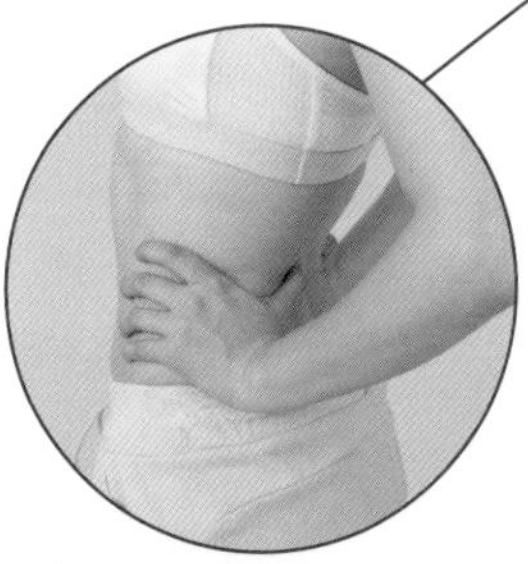

吸いながら
手の力をゆるめていく！

息を吸い込みながら、腸に刺激を与えていた両手の力をゆるめていきます。また、上体は写真のように、無理のない範囲で反らしてください。

1日1分間「長生き呼吸法」をするだけで、

いつでもどこでもラクラク！

こんなときこそ「長生き呼吸法」を！

「長生き呼吸法」は1日1分を基本に、好きな時間に自由にしてください。もちろん時間があれば、1日何分していただいても構いません。特に次のような不調を感じたら、その場でやってみるのがよいでしょう。

朝、起きたら疲れている

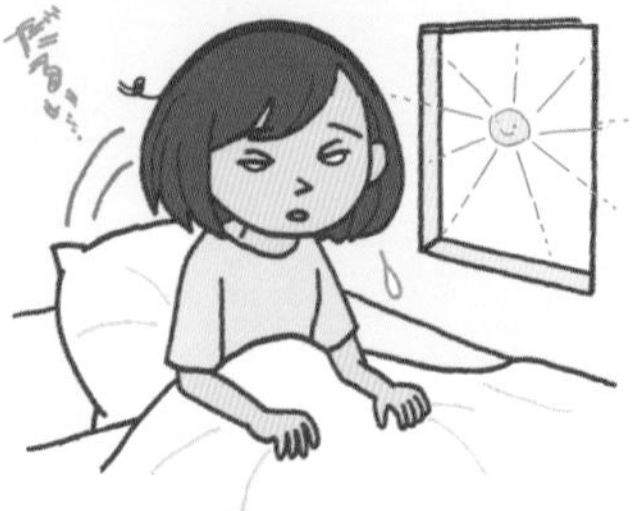

こんな病気につながる可能性が！

動脈硬化・脳梗塞・心筋梗塞

昼食後に眠い

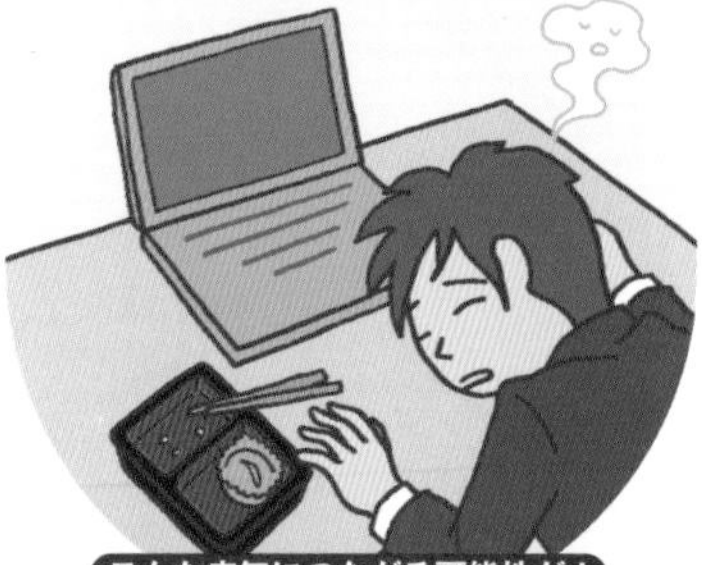

こんな病気につながる可能性が！

糖尿病・高血圧・脂質異常症

ぐっすり眠れない

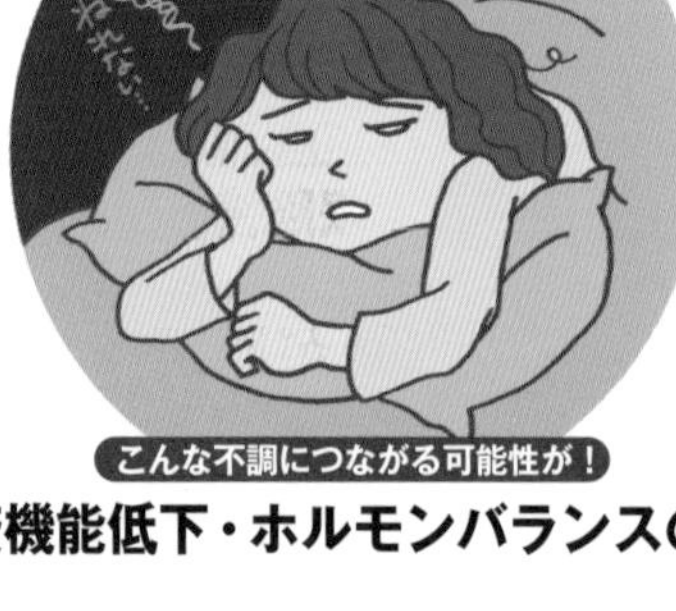

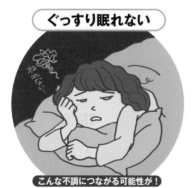

こんな不調につながる可能性が！

免疫機能低下・ホルモンバランスの乱れ

便秘が気になる

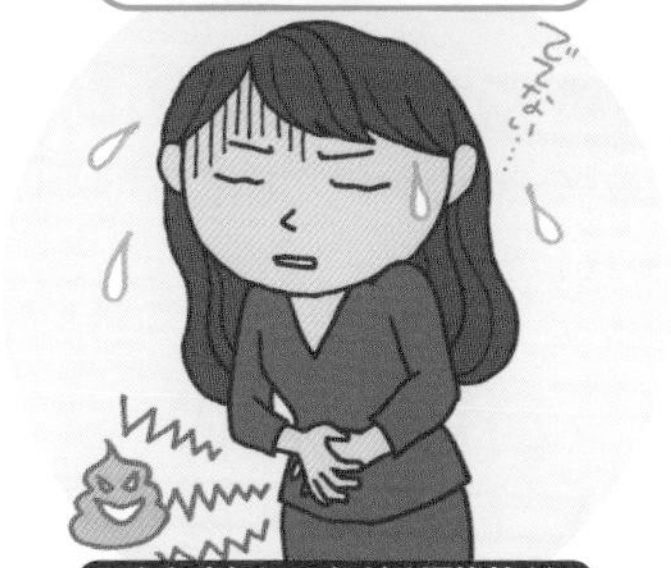

こんな病気につながる可能性が！

過敏性腸症候群・大腸がんリスク

肩こりがひどい

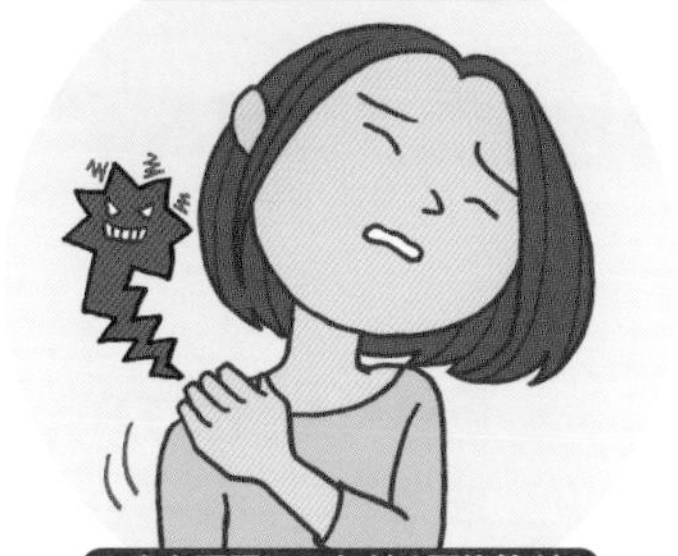

こんな不調につながる可能性が！

肌荒れ・シミ・シワ・白髪・抜け毛

怒りっぽくなった

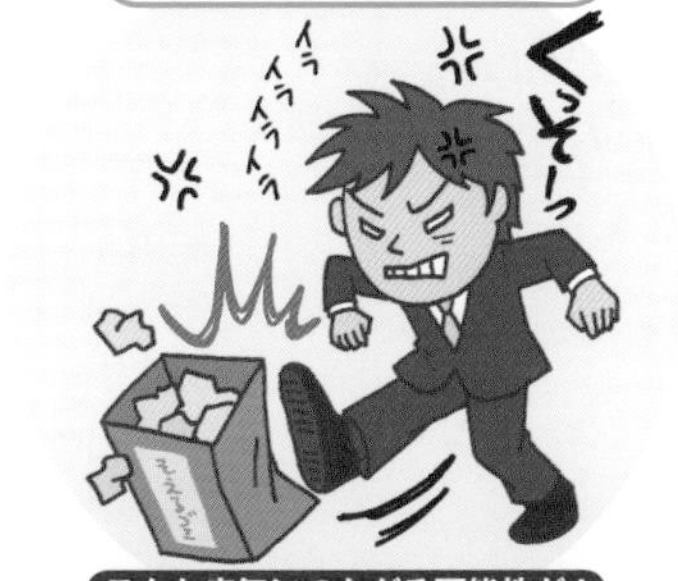

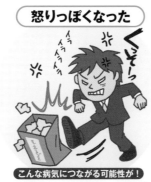

こんな病気につながる可能性が！

動脈硬化・脳梗塞・心筋梗塞

集中力が続かない

こんな病気につながる可能性が！

思考力の低下・不整脈などの心疾患

不安になりやすい

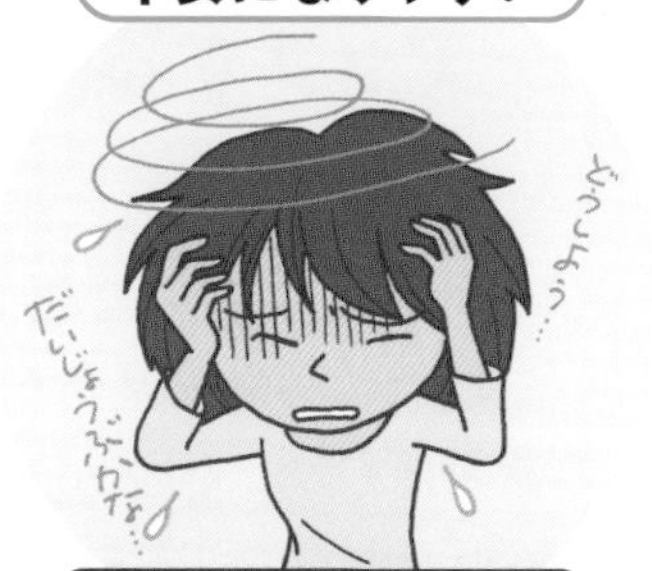

こんな病気につながる可能性が！

うつ病・睡眠障害・パニック障害

これらの不調は自律神経の乱れが原因！
「長生き呼吸法」を行うと、
次ページのような健康効果が期待できます！

病気を予防・改善する!

「長生き呼吸法」のスゴイ健康効果

腸内環境が良好になる!

自律神経が整うと、腸内環境が良好になります。「長生き呼吸法」は腸のマッサージを同時に行うので、体の内側と外側の両方から腸の機能を回復させます。**ストレス、不眠、肌荒れ、便秘、大腸がんリスク軽減**など、さまざまな効果が期待できます。

自律神経のバランスが整う!

「長生き呼吸法」をすると、横隔膜《おうかくまく》がよく動きます。横隔膜も自律神経によってコントロールされているため、「長生き呼吸法」をすれば自律神経のバランスを整えることができます。その結果、**腸内環境や血流など健康に欠かせない機能が回復します。**

血流がアップする!

全身の毛細血管には、すべてに自律神経が沿って走っています。自律神経が乱れると、血流が悪くなり、細胞が酸欠と栄養不足になります。「長生き呼吸法」で自律神経が整えば、全身の血流がアップし、**腸から吸収した栄養満点の血液を細胞に届けられるようになります。**

免疫力がアップする!

全身の免疫細胞の約70%は、実は腸に集まっています。つまり、感染症やウイルス性の疾患、アレルギー・花粉症をはじめとする免疫疾患は、腸内細菌のバランスが崩れていることが原因なのです。腸内環境を良好にすることは、免疫力アップに直結します。

慢性疲労が改善する!

慢性疲労は、「胃腸のトラブル」「自律神経の乱れ」「精神的ストレス」「肉体的な疲れ」が影響し合って発生すると考えられます。自律神経が整えば、ストレスが軽減され、胃腸の状態も改善されるため、**「長生き呼吸法」によって劇的に疲労回復**することが期待できます。

生活習慣病が改善する!

腸内環境が改善されて血液の質が上がり、血流がアップすると、**高血圧・脂質異常症・糖尿病・動脈硬化・脳梗塞・心筋梗塞・不整脈などのリスクを回避**できます。また免疫力がアップし、ホルモンバランスも整うため、**がん発症のリスクも軽減**することが期待できます。

老化を抑制する!

腸の機能が衰えると、血液に乗って運ばれる栄養の質が悪くなります。すると、肌や髪の毛に栄養が行き届かなくなり、その結果、シミやシワ、白髪、抜け毛などが進行してしまいます。「長生き呼吸法」で栄養の質を向上させ、**血流をアップさせれば、アンチエイジングが期待できる**でしょう。

メンタルトラブルを防ぐ!

うつ病、睡眠障害、パニック障害などのメンタルトラブルは、「幸せホルモン」と呼ばれるセロトニンの不足が一因。そのセロトニンの90%は腸でつくられています。つまり、腸内環境を改善して、**セロトニンの分泌量を増やせば心の病の予防・改善も期待できる**のです。

〔体験モニター〕

驚きの声続出!
長生き呼吸法

実践してすぐに心と体が回復!

「長生き呼吸法」を始めたらどんな効果があるの?　5名の方々に「長生き呼吸法」を実践していただき、小林弘幸先生と順天堂大学漢方医学先端臨床医学研究室の山口琢児氏、胡愛玲氏の指導のもとで「血流量」と「自律神経のトータルパワー」を分析しました。すると短期間にもかかわらず驚くべき結果に!

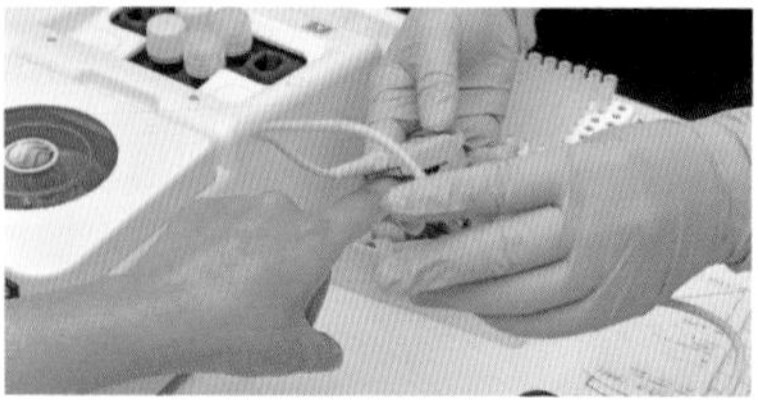

◉ **血流量（ml/min）**
1分間に毛細血管に流れる血液量を計測（多いほうがいい）

◉ **自律神経のトータルパワー（TP）**
交感神経と副交感神経が高レベルで働いているか計測（高いほうがいい）

モニターNo.1　**遠藤恭子**さん（52）女性

血流量が4倍にアップ!

冷え性と寝つきの悪さが悩みの種でした。「長生き呼吸法」を体験した夜、体がぽかぽかしてぐっすり眠れました!　計測結果を見たら、血流量が4倍にもなって驚きました。継続して自律神経のパワーもアップさせたい!

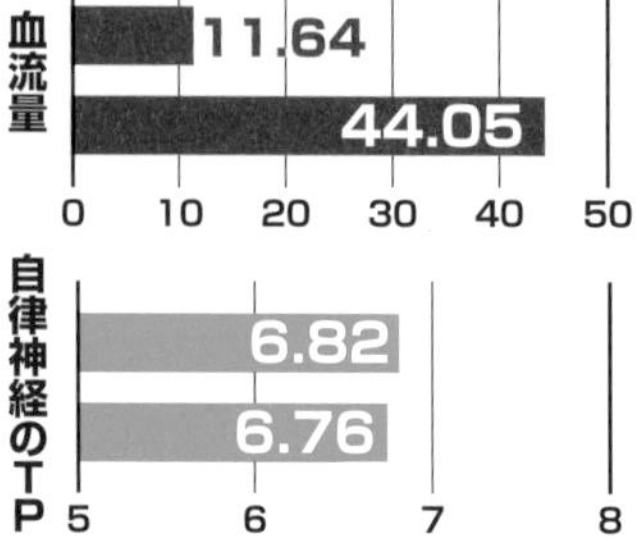

モニターNo.2　**松永敏男**さん（74）男性

何歳になっても自律神経リセット!

正直、自分の歳で、効果が出るとは思わなかったのですが、想像以上に数値が上がってうれしいです。血圧が高めで、動脈硬化が怖いので、自律神経のレベルをキープしていきたいと思います。目指せ! 120歳オーバー!!

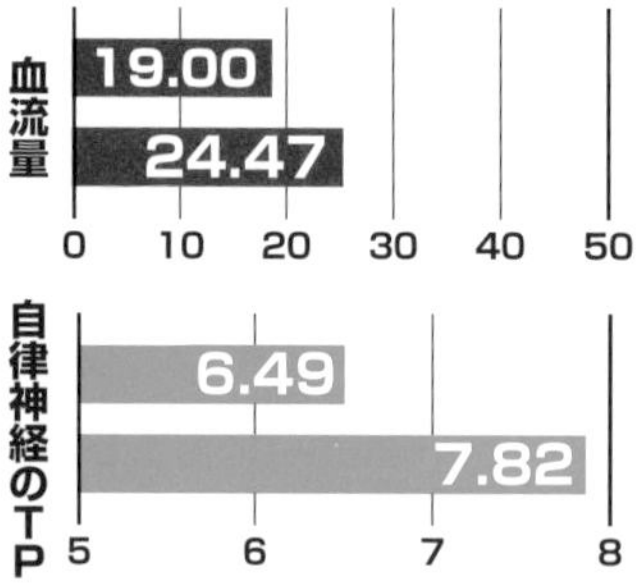

モニターNo.3 **笠井千香子**さん（67）女性

これで免疫力を高めたい！

「長生き呼吸法」は免疫力を上げるのにも役立つと小林先生にうかがいました。私は風邪を引きやすく、肺炎にもかかったことがあるので、今からでも免疫力を鍛えたいです。始めてすぐ、お肌の調子がよくなってきました！

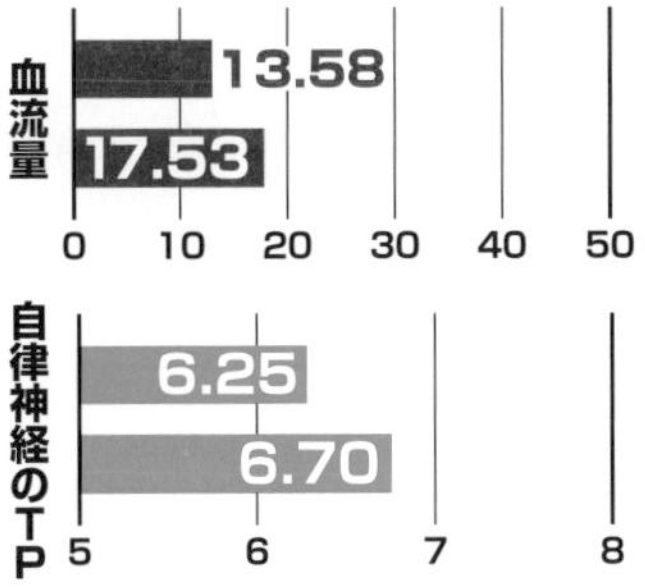

モニターNo.4 **下村勇作**さん（40）男性

血液ドロドロとさよなら！

私は糖尿病予備軍。血糖値が高いです。食事制限だけでは不安なので、「長生き呼吸法」のモニターに参加してみました。体験した翌朝、体のだるさが消えて快調に！ 仕事への集中力も増して感謝しています。

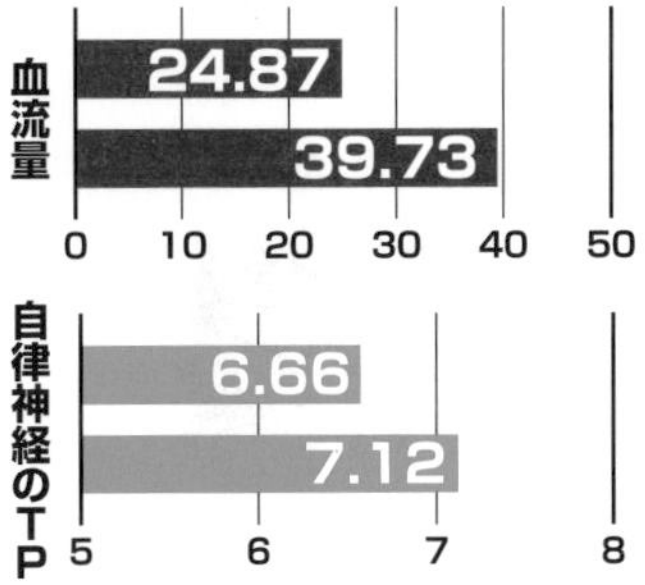

モニターNo.5 **佐藤明美**さん（56）女性

なんだか前向きな気持ちに

更年期症状があり、最近何をするにも憂鬱でした。でも、呼吸だけなら億劫ではありません。森林の中で呼吸するイメージでやってみました。効果はまだわかりませんが、今日久しぶりに、青空がきれいだと感じました。

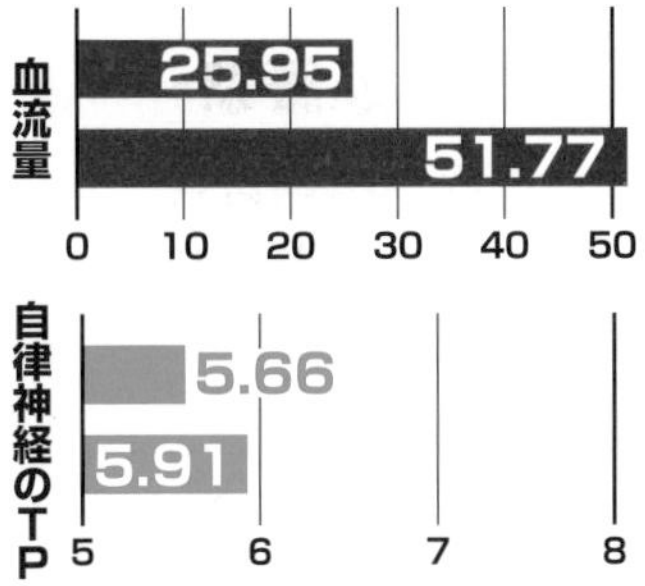

小林先生からのコメント

「ゆっくり、あせらず」が効果を高めるポイントです

今回、ほとんどのみなさんの血流量と自律神経のレベルがアップするという大変良好な結果が得られました。体験モニターの現場では、緊張感から自律神経が乱れてしまう方が多いのですが、「長生き呼吸法」のポテンシャルの高さを改めて実感しました。

ですが、健康効果を早く得たいとあせるのは禁物です。自律神経は何事にも「ゆっくり」取り組むことで、高いレベルで整います。すぐに効果が現れなかったとしても、悩まず、あせらず、平常心で、ゆっくり取り組んで参りましょう。

「長生き呼吸法」を続ける4つのポイント

「継続は力なり」。「長生き呼吸法」も続ければ続けるほど効果が高まっていきます。自律神経を整える「長生き呼吸法」。ここでは続けるためのちょっとしたコツを伝授いたします。キーワードは「ゆっくり」「楽しく」「がんばらない」こと。楽しく続けるほど、自律神経は高いレベルで整っていきます。

1 呼吸の秒数・回数にこだわらない

本書は「6秒で吐く」「3秒で吸う」ことを推奨していますが、これはあくまで目安と考えてください。わざわざ時間を計る必要はありません。大事なのは「吐く時間を長くすること」です。また、「1分」という時間も、呼吸がゆっくり深くなっているか調べるための目安。大事なのは呼吸と向き合う時間をつくることです。余裕があれば、1分以上していただいてもOKです。

2 ゆったりした服を着て行う

キツキツの服を着て呼吸すると、血行不良の原因になります。また、肺が大きく膨らまずに、深い呼吸ができなくなってしまう恐れもあります。呼吸する際は、上半身を締め付けないゆったりした服を着ましょう。また、ろっ骨まわりの筋肉が緊張している方は、深い呼吸をすることが難しい場合があります。そんな方は129ページのストレッチを試してみてください。

3 頭によいイメージを思い浮かべる

不安やネガティブな考えがあると、せっかく「長生き呼吸法」をしても、自律神経に悪影響を与えてしまう可能性があります。呼吸の際は、スイッチを切り替えるように、頭の中をポジティブなイメージに切り替えましょう。大草原や大海原など、あなたが心地よいと感じる風景を思い浮かべながら、呼吸することをオススメします。

4 屋外でもやってみる

「長生き呼吸法」は、場所や時間を選ばず行うことができます。散歩の途中の公園や、駅のホームなど用事に向かう先々で簡単に行うことができます。ちょっとしたスキマ時間を使って、定期的に自律神経を調整するクセをつけましょう。実際に大自然の中で「長生き呼吸法」をすると、新鮮な酸素に満たされて格別の味わいです。機会があれば、ぜひお試しください。

第2章

なぜ呼吸を整えると長生きできる体がつくれるのか？

1日2万回以上する呼吸と向き合うことこそ健康長寿を実現するカギだった！
そのメカニズムを説き明かします。

長生きする人は、自律神経と腸内環境が整っている

健康に長生きしたい。

人生120年時代ともいわれ始めた今、誰もが叶えたい願いでしょう。

私は呼吸ができずに生死の境《さかい》をさまよった経験を通して、健康であることの尊《とうと》さを強く実感し、一度きりの人生をできるだけ長く、最期の瞬間まで健康に過ごしたいと願うようになりました。

では、私たち共通の願い「健康長寿」は、どうすれば実現するのでしょうか。

食生活の見直しや運動習慣はもちろん大切です。しかし、同じようなものを食べて、同じような運動をしていたのに、長生きする人としない人がいる。これは、なぜなのでしょうか？　私は長年の研究と臨床《りんしょう》から一つの答えを導き出しました。

それは**「長生きする人は、自律神経と腸内環境が整っている」**ということです。

こんなエピソードがあります。私は順天堂大学医学部附属順天堂醫院《いいん》に日本で初めて便秘外来を開設しました。ここでは患者さんの自律神経のバランスを整えて、腸のぜん動運動（食物の栄養を吸収するための働き）を促《うなが》す治療をしています。

するとおもしろいことに、「便秘外来に行くと、便秘が治るのはもちろんのこと、ほかの病気までよくなる」というクチコミが広がり、患者さんが急増。今では4年以上お待ちいただかなければならない状況になっています。

便秘治療によって、なぜ糖尿病や脂質異常症、腎臓疾患《じんぞうしっかん》や肝臓の数値までよくなってしまうのか？　その答えはとてもシンプルです。

自律神経が整えば、腸内環境が整い、血流がアップし、きれいな血液を全身にたっぷり行き渡らせることができるからです。その結果、異常をきたしていた全身の細胞が回復し、病気知らずの体がつくられていきます。

まさに、健康に長生きするためのカギは「自律神経と腸内環境」だといえるでしょう。

「自律神経が整う」とはどういうことか？

1日2万回以上している「呼吸」は、自律神経を直接コントロールできる手段です。ゆっくり深く呼吸する「長生き呼吸法」を実践《じっせん》していただければ、自律神経のバランスを高いレベルで整えることができます。

さて、この自律神経が人体で何をしているか、簡単にまとめておきましょう。

自律神経は人体の血管すべてに沿って走っている神経で、すべての内臓や血液の流れをコントロールしています。

私たちが「食べ物を消化するぞ！」と意識しなくても胃腸が食べ物を消化吸収してくれることや、「血液を流すぞ！」と意識しなくても勝手に血液が全身に流れていくのは、すべて自律神経のおかげです。

そのほかにも、体温調整や免疫《めんえき》機能などもつかさどっています。脳から指令を受けなくても、独自に機能している**「人体の生命維持装置」**です。

また、自律神経は、交感神経と副交感神経の二つから成り立っています。

交感神経の働きが高まると、血管が収縮し、血圧が上昇します。興奮したりイライラしたりしやすくなる一方、テンションが高くアクティブな状態になります。

では、副交感神経の働きが高まるとどうなるか。血管は適度にゆるみ、血圧が低下。

心身ともにリラックスモードになります。

交感神経と副交感神経は常にバランスをとることで、私たちの身体機能は正常に保たれているのですが、二つはスイッチのように切り替わったり、シーソーのように一方が上がれば一方が下がる、といったバランスのとり方をしていません。**両方を高いレベルで作用させることが、心身を健全に保つ秘訣《ひけつ》**なのです。

現代人はストレスの多い生活を送っているため、多くの人は副交感神経が低い状態になっています。「長生き呼吸法」でゆっくり深く呼吸すれば、副交感神経のレベルが上がります。その結果、交感神経と副交感神経のバランス（自律神経のバランス）が整い、心身の健康が保たれるのです。

なぜ呼吸には「自律神経を整える力」があるのか？

しかしどうして、脳の指令とは無関係に機能している自律神経を、呼吸によって整えることができるのでしょうか。

実は呼吸も自律神経の支配下にあります。私たちが普段「呼吸するぞ！」と意識しなくても、寝ているときにも呼吸できるのはこのためです。

呼吸をするとき、肺そのものは自力で膨《ふく》らんだり、しぼんだりできません。人間は、肺を囲むろっ骨まわりの筋肉や横隔膜《おうかくまく》（肺と胃の間にある筋肉の膜）を動かして肺を収縮させています。

呼吸が止まってしまったら人間は生きていけません。そのため**横隔膜の周囲に**

は、意識しなくても呼吸できるように自律神経が集まっています。

一方で、呼吸は消化吸収や血流と異なり、意識的にその質や回数を変えることができます。**ゆっくり深く息を吐くと、横隔膜の動きが大きくなり、自律神経が刺激されて、副交感神経が高まる**ことがわかっています。

また、肺を収めている胸腔《きょうくう》には「圧受容体《あつじゅようたい》」という場所があります。息を吐く時間が長いほど、圧受容体に圧力がかかる仕組みになっています。

この圧受容体は血流量をコントロールしているのですが、息を吐く時間を長くして圧力を高めれば、血流がアップします。すると連動して副交感神経も刺激されるのです。

「長生き呼吸法」で、息を吐く時間が、息を吸う時間よりも長いのはこのためです。ゆっくり深く呼吸をするとすぐに爽快《そうかい》な気分になりますが、これは気のせいではなく、血流がアップし、副交感神経が高まった証拠です。

1日2万回以上している呼吸がもし、浅くて速いものだったら、交感神経だけが常に高い状態に陥《おちい》って、自律神経のバランスが乱れ、血流が悪くなり、さまざまな不調を引き起こしてしまいます。普段の生活から「ゆっくり」「深く」を意識して呼吸をすることが重要です。

横隔膜の上下動は腸のマッサージにもなる

自律神経のバランスが整うことで得られる健康効果はすべて、「血流アップ」と「腸内環境改善」によってもたらされます。

血流アップに関しては、血液の中の酸素や栄養が体のすみずみまで運ばれるとイメージすればわかりやすいでしょう。
しかし、一臓器にすぎない「腸」が、どうして健康長寿のカギを握っているのか、理解しがたいかもしれません。

ですが、実は腸はその他の臓器とはまったく性質が異なる別格の存在で、医学界でも**「第二の脳」**と呼ばれています。つかさどる機能が一臓器の範疇《はんちゅう》を超えて、**全身の健康を支えるための司令塔の役割**をしているからです。
その驚くべきパワーは次の項目から詳しく紹介することにして、ここではまず、なぜ自律神経のバランスが整うことで、腸内環境が良好になるのか押さえておきましょう。

腸は当然、自律神経の支配下にある臓器です。食べ物から得た栄養の吸収は、腸がぜん動運動をすることによって果たされます。

ぜん動運動は、交感神経が指令する拡張と、副交感神経が指令する収縮の繰り返しで行われます。広がって、すぼまって、を繰り返すことで、栄養を吸収し、老廃物《ろうはいぶつ》を肛門に向けて移動させています。

つまり、交感神経と副交感神経の両方が充分に機能していなければ、しっかり栄養を吸収できず、老廃物は腸の中にたまったままになってしまいます。これが便秘になる大きな原因です。

「長生き呼吸法」によって、自律神経のバランスが整うと、腸のぜん動運動が活発になります。

また、深い呼吸をすると横隔膜が上下に動き、腸をマッサージすることができます。このマッサージも腸の機能の回復につながります。

「長生き呼吸法」はこのように、自律神経と横隔膜マッサージによって、ダブルで腸内環境を良好にすることができるのです。

最新医学が解明！腸は免疫システムの司令塔だった

ひと昔前まで、腸は「食べ物の栄養を吸収するための長い管」、程度に認識されていました。しかし医学が進歩するにつれ、腸には私たちの健康状態を大きく左右する重要な役割があることがわかってきました。

それは、**全身の免疫システムは腸がつかさどっている**ということです。繰り返しますが、腸だけの話ではなく「全身の免疫」です。

風邪やインフルエンザ、肺炎をはじめ、ウイルスや細菌が原因のあらゆる病気は、免疫が弱っているために引き起こされます。また、アレルギーや花粉症、リウマチなどの病気は免疫が暴走することで発症します。

人体には2兆におよぶ免疫細胞があり、これらがウイルスや細菌を退治してくれて、私たちは健康を保つことができています。

実はこの**免疫細胞の約7割は腸に集中しています。**

これだけでも驚きですが、**腸にはウイルスや細菌と闘う準備をする「訓練場」**のような場所があり、**全身の免疫細胞は血液に乗って訓練場にやってきて、さまざまなウイルスと闘う訓練をしている**のです。

訓練を終えた免疫細胞たちは、血液に乗って全身に派遣され、それぞれの持ち場でウイルスと闘う役割を担います。

まさに、腸は全身の免疫システムの総司令部といえます。

そして、腸には1000種類、100兆個を超える腸内細菌が住んでいます。

腸内細菌は消化できなかった食べ物を栄養につくり変える、などさまざまな役割がありますが、免疫細胞を活性化させたり、暴走した免疫細胞の興奮を鎮《しず》めたりする役割もあります。

つまり、ぜん動運動が機能せず、老廃物がたまって腸内環境が悪化すると、腸内細菌のバランスが崩れ、先に述べた免疫システムが正常に機能しなくなってしまう恐れがあります。

「長生き呼吸法」は自律神経のバランスを整えて、大切な腸内環境を簡単に改善することができます。**腸には、脳の次に多い1億個におよぶ神経細胞が存在しているため、自律神経の影響をダイレクトに受けます。**

ストレスや緊張で腹痛が起こるのは、自律神経のバランスが乱れて、その影響が腸におよんでいるからです。

逆に言うと、自律神経のバランスを整えれば、その好影響はすぐに腸に現れます。すると、腸内細菌のバランスが整い、免疫細胞が活性化し、全身をウイルスや細菌から守る鉄壁の免疫チームを手に入れることができるのです。

「長生き呼吸法」で免疫力がぐんぐんアップ！

２０１８年のノーベル生理学・医学賞は、本庶佑《ほんじょたすく》京都大学名誉教授が、アメリカの免疫学者、ジェームズ・Ｐ・アリソン氏とともに受賞しました。免疫細胞を活性化させることでがんを治療する研究が評価されたのです。

あらためて感じるのは免疫の重要さです。特にがんにおいては、手術、抗がん剤、放射線治療に続く第４の治療法として高く評価されるなど、免疫の力を利用した治療法は、今もっとも世界で注目される分野の一つです。

繰り返しますが、免疫とは体内に入り込んだ異物を排除する機能です。この機能の働きを鈍らせる大敵がストレス。ストレスを感じると交感神経が高ぶり、コルチコイドというホルモンが分泌されます。コルチコイドは免疫細胞を弱らせてしまいます。

自律神経のバランスを整えてストレスを解消してくれる「長生き呼吸法」は、弱った全身の免疫細胞の修復を助け、簡単にパワーアップさせる健康法なのです。

自律神経と腸内環境が整えば、全身に質のいい血流がたっぷり行き渡る

次に、「長生き呼吸法」で得られる健康効果、「血流アップ」について考えてみましょう。

心臓から出た血液は、動脈を通って全身の毛細血管に送られ、約1分かけて心臓に戻ってきます。全身をめぐる血液は、呼吸によって取り込んだ酸素や、腸が吸収した栄養素を全身の細胞に届けていきます。また、免疫細胞を運んだり、老廃物を回収するのも血液の役割です。

この流れ（血流）がよくなれば、37兆ある全身の細胞は元気に生まれ変わり、腸での訓練を終えた免疫細胞の力も借りて、不調や病気を遠ざけることができます。

細胞に酸素や栄養を届ける毛細血管は、すべて合わせると地球2周半の長さになるといわれています。もはや想像のおよばない長さですが、この毛細血管のすべてに沿って走っているのが自律神経なのです。

「長生き呼吸法」によって、副交感神経のレベルを高めることは血流のアップにつながります。自律神経のバランスが高レベルで整っていれば、交感神経が血管を収縮させ、副交感神経が血管をゆるめます。これが交互に起きると、血管はポンプのように機能し、血流がスムーズになります。

また**「長生き呼吸法」を行えば、「血液の質」も向上**します。腸の血管に吸収された栄養は、肝臓《かんぞう》、心臓を経て、全身に送られますが、もともと腸が老廃物にまみれて汚れていたら、汚い血液しか生まれません。汚い血液が全身をめぐれば、体の調子がおかしくなるのは当然でしょう。

「長生き呼吸法」によって、腸内環境を健全にすることは、きれいな血液を全身にたっぷり送るためにも重要です。

「長生き呼吸法」なら一瞬で心身の状態を変えられる

家庭でできる健康法というと、地道に継続してようやく効果が現れるものがほとんどでしょう。健康は一朝一夕《いっちょういっせき》に手に入るものではありません。何よりも継続することが大切です。

しかし私は、自律神経や血流の関係を調べていく中で、**「呼吸」だけは一瞬で体の状態を変える力がある**ことを知りました。

医学の進歩と同時に、医療機器も日進月歩《にっしんげっぽ》しています。すでに末梢《まっしょう》血管（手や足の動脈の末端部分の毛細血管）の血流量を数値で計れる機械が発明されています。この機械を使い、呼吸を止めたところ、一瞬にしてサーっと血流が減っていくことが見て取れたのです。

私はこのとき、大きな驚きを覚えましたが、同時に希望も見いだしました。それは、**「呼吸ほど即効性の高い健康法はない」**という希望です。

浅くて速い呼吸を、深くてゆっくりした呼吸に変えれば、誰でも自律神経のバランスが整い、健康に長生きすることができる。

その考えをとりいれた呼吸法が「長生き呼吸法」です。

私はもともと、ささいなことにすぐイライラしてしまう人間でした。患者さんが大勢待っているときに、スタッフがちょっとしたミスをしようものなら、「何をやってるんだ！　気をつけろ！」と声を荒げる始末。

今思うと、あの頃の私は患者さんファーストで仕事にまい進するあまり、交感神経が過剰に高ぶっていたのだと思います。

「長生き呼吸法」を毎日の習慣にしてから、性格が穏やかになって、幸せを感じる機会が多くなりました。そんな私の変化を感じとってか、自然とまわりの人たちにも笑顔が溢《あふ》れていきます。

また体調面においても、自律神経のバランスが整い、腸内環境がよくなったおかげで免疫力が上がり、風邪を引くことはまったくなくなりました。私の場合は、「長生きみそ汁」とセットで行っているので、心身ともにより充実していて、60歳になる今が人生でもっとも健康体になっています。

呼吸の仕方を変えると、こんなにいいことがあるなんて。あなたもぜひ、この恩恵《おんけい》に預かっていただければと思います。

世界一の長寿都市・香港長生きの理由も「呼吸」にある

2018年、厚生労働省から発表された日本人の平均寿命は、男性81・25歳、女性は87・32歳。いずれも過去最高の記録です。しかし実は、すでに日本は世界一の座をゆずっています。男女ともに1位となったのは、男性が82・17歳、女性が87・56歳を記録した香港《ほんこん》。これで、香港が4年連続世界一となりました。

かつて香港の平均寿命は高くなかったのですが、2000年に政府が健康促進プロジェクトを立ち上げ、公園や運動施設を徹底的に増やしていったそうです。

長寿の理由は一概には言えませんが、早朝の香港の公園では、大勢の方が毎日太《たい》極拳《きょくけん》をしていることは見逃せないでしょう。

太極拳は、張三豊《ちょうさんぽう》という武術家が、呼吸法を取り入れて生み出した武術。太極拳では呼吸法のことを「調息《ちょうそく》」といって大切にしています。鼻から吸って、口から吐く呼吸法では、吐くときに邪気《じゃき》を出すイメージを持つそうです。

ちなみに創設者とされる張三豊は、中国の伝説に現れる不老長寿の仙人の名前でもあります。**呼吸と長寿は昔から関連づけられていた**のです。

昨今太極拳は、健康促進効果があるとして、アメリカでも注目されています。アメリカ国立補完統合衛生センターの研究では、太極拳を行った人の血圧が、26人中21人下がったという結果が報告されています。

また、アメリカの国民健康調査によると、推定230万人のアメリカ人が、健康維持のために、太極拳を1年以内に行ったという記録もあります。

今にわかに、**呼吸による健康法が各国で注目を集めている**ようです。「長生き呼吸法」は太極拳より簡単で、複雑な動作がないシンプルな呼吸法です。より多くの方々に実践していただければと思います。

「だるさ」や「慢性疲労」は、自律神経が乱れているサイン

日々の生活のなかで、だるさを感じることはありませんか？

疲れやすい。休んでも疲れがとれない。何をするのも面倒くさい……。

２０１２年に厚生労働省疲労研究班が一般市民２０００人を対象に実施した調査によると、約４割の人が６ヵ月以上続く慢性的な疲労を感じていました。

病気などの明確な病名がわからなければ、多くの人がだるさを放置しがちです。

ところが、**だるさは心身の不調のサイン**です。そのままにしておくと、本当の病気になることもあります。また、慢性的な疲労は老化を早めます。

疲労は次の三つに大きく分けられます。

①肉体的疲労（運動後などに疲労物質「乳酸《にゅうさん》」が筋肉にたまったときなど）
②精神的疲労（ストレスを原因とする心の疲れなど）
③神経的疲労（目や脳を使ったときの疲れなど）

これら三つは密接な関係があり、放置しておくと、まるでからみ合った糸のようになって、しつこい疲労となり、体にこびりついてしまいます。「たかが、だるさ」と、軽視してはいけません。

また、三つの疲労は自律神経とも深くお互いに関係しています。ストレスは自律神経のバランスを崩し、心拍や呼吸、消化・吸収、免疫などの機能を乱し、心もネガティブになります。しかし、深く関係しているからこそ、**自律神経をコントロールすることで、しつこい疲労を取り除ける**ともいえるのです。

「長生き呼吸法」を始めると、だるさや慢性的な疲れがスッととれるのをすぐに実感していただけるでしょう。

肩こり、冷え性、むくみすべて血流不足のせい

みなさんも子どものころは、大人が悩んでいる肩こりも冷え性も無縁のものだったはずです。ところが、年を取るにつれて、いつの間にか長い付き合いになっている人も多いでしょう。

2016年に厚生労働省が実施した国民生活基礎調査によると、自覚症状がある不調として肩こりをあげる人の割合が、男性は2位、女性は1位でした。冷え

性も女性の多くが悩む症状です。

肩こりと冷え性、どちらも気温が下がる夜間や冬に、症状を訴える人が増えますが、主な原因は同じ、血流不足です。血流が滞り、肩や首の筋肉に栄養や酸素が行き届かなくなると、肩こりが起こります。

手足の血流が不足すれば、冷え性に。

なお、これも多くの女性が悩む、むくみの原因も血流不足です。

なぜ年齢を重ねるにしたがい、このような症状が増えるかというと、血流は加齢とともに滞りやすくなるからです。

2008年に発表されたベルギーのリエージュ大学病院の研究によると、60歳以上の人の毛細血管の数は、20代の人に比べて40%も減少していることがわかりました。

でもご安心を。**毛細血管は何歳になっても再生することができます。**

毛細血管は血液が流れ続けることで、みずみずしい健全な状態を保ちます。しかし、血流が滞ると、ボロボロになり最終的には消失してしまいます。しかし消失する前の血管であれば、血流を増やしてあげれば健全な状態に再生することが可能なのです。

血流アップといえば、「長生き呼吸法」が得意とするところです。肩こりや冷え性、むくみには、マッサージなどで患部の血流を増やすことも大切ですが、全身が血流不足になっていたら根本的な解決にはなりません。第4章では、肩こりの方専用にアレンジした「長生き呼吸法」も紹介しています。ぜひ、ご活用ください。

明るい将来のために、呼吸筋を鍛える「貯筋」が大事

外科医時代には、何度も肺の手術をしました。その際、気管支まで酸素を送り込むチューブを入れ、肺まで手動で酸素を送り込むことがあります。すると、「良い肺」と「悪い肺」の違いは一目瞭然《りょうぜん》。**「良い肺」は何の抵抗もなく、スムーズにス～ッときれいに膨らむ**のです。


ここで少し、肺が膨らんだり、しぼんだりするメカニズムを説明します。

人間が息を吸うと、ろっ骨の途中にある横隔膜が内臓のほうに下がります。そして、横隔膜の上のスペースに余裕ができて肺が膨らみます。

息を吐くときには、二つの場合があります。無意識に息を吐いたときは、肺が

しぼんで下がった横隔膜が上に戻るだけ。意識的に強く息を吐くと、横隔膜を大きく動かせます。

横隔膜は筋肉です。人間の体の中では、呼吸に使う筋肉（呼吸筋）の中で最大のものです。

自律神経のバランスが崩れて、交感神経が優位になると、浅い呼吸になります。すると、横隔膜という筋肉を刺激することができません。

意識的に深い呼吸をすると、横隔膜を刺激して、副交感神経を高めることができます。

人間は年を取れば、だれでも筋力が低下します。イメージしやすい例をあげれば、足腰の筋力が落ちると歩くのが苦になり、そのうちに寝たきりになってしまいます。

同じように、横隔膜をはじめとする呼吸筋も鍛えてあげなければ、加齢とともに衰えてしまいます。**「長生き呼吸法」で横隔膜などの呼吸筋をトレーニングすれば、筋肉に柔軟性が生まれ、普段の呼吸もゆっくり、深くなっていく**のです。

あなたは「キレる老人」の予備軍になっていませんか？

近年、「キレる老人」という言葉がクローズアップされています。ストレスを感じながら生き、イライラを募《つの》らせ、それを爆発させてしまう高齢者の方が増えているそうです。

人がなぜイライラするかといえば、他者や自分を取り巻く環境が、自分の思い通りにならないから。待ち合わせの時間に相手が遅れる。自分の並んだレジの列がなかなか進まない……。

あなたももしかすると、「キレる」まではいかなくても、加齢とともにイライラする機会が増えているのではないでしょうか。

その理由は、自律神経の働きで説明することができます。残念ながら自律神経の働きは、加齢とともに鈍ってしまうのです。

男性は30歳、女性は40歳を超えると、副交感神経の働きが10年ごとに15％低下していくことが明らかになっています。

交感神経の働きはほとんど変わりません。

そのため自律神経のバランスが乱れ、イライラの感情をつかさどる交感神経の働きが優位になってしまうのです。肉体的な衰えと同じように、精神面で不安定な方が増えているのはこのためだったのです。

でも、みなさんには「長生き呼吸法」があります。「長生き呼吸法」によって、副交感神経を高めて自律神経のバランスを整えれば、何事にも心穏やかに対応することができます。**ちょっとイライラすることがあっても、すぐに本来の自分を取り戻すことができます。**

「キレる老人」だなんて呼ばれないように、私も生涯「長生き呼吸法」を続けていきたいと思います。

一流スポーツ選手は呼吸で安定を手に入れる

一流スポーツ選手は総じてメンタルが強いものです。彼らはよく「ゾーンに入る」という表現を使います。ゾーンとは極限まで集中力が高まっているのと同時に、冷静に周囲の状況も把握している状態。

このとき、自律神経は交感神経、副交感神経がともに高いところで安定しています。

しかし、そんな彼らでも、ゲームの大切な局面では、脈拍が速くなり、呼吸は浅くなります。交感神経が優位になり、自律神経のバランスが乱れるのです。

それでも、最高のパフォーマンスを発揮できるのは、乱れた自律神経のバランスを安定した状態に戻すきっかけ（＝ルーティン）を持っているからです。

たとえば、世界的に活躍した日本の女子テニス選手は、朝と夜に30分間ずつ呼吸とイメージトレーニングを組み合わせたルーティンワークを行っていました。

また、ラグビー日本代表選手として注目を集めた五郎丸歩選手も、プレースキックの前に、いつも同じ動作と呼吸をしていたことは有名です。

これはアスリートに限ったことではありません。**人前でスピーチをしたり、プレゼンをしたりする際に、緊張してうまくいかないのは、自律神経のバランスが**

崩れているからなのです。

自律神経のバランスを安定させるには、呼吸を意識することです。ルーティンワークに「長生き呼吸法」を取り入れてみてください。

緊張する場面が訪れても、自分を取り戻せるはずです。

呼吸数は重要なバイタルサイン

医療用語に「バイタルサイン」という言葉があります。難しそうな言葉の響きですが、「バイタルサイン」とは、生きている状態を示す数値のこと。すなわち体温、血圧、心拍数、呼吸数などの総称です。

自分の体温や血圧、心拍数を測って、健康管理に役立てている人も多いでしょう。しかし、呼吸数まで測っている人はそう多くはありません。

では、さっそく1分間の呼吸数を数えてみましょう。

呼吸数の正常範囲は、1分間に12〜20回（成人の安静時）です。

体温、血圧、心拍数に比べると幅が大きく、今の呼吸数が仮に正常範囲から外れて、11回や22回だったとしても、慌てる必要はありません。ただし、**呼吸数は心理面と直結している**ことがわかっています。呼吸数が11回だった人よりも、呼吸数の多い22回だった人のほうが、不安度が高いといわれています。

病魔に体を蝕《むしば》まれないよう、自分にとっていつもと同じ状態なのか、いつもとは違うのかを知ることは大切です。日頃から呼吸数を測り、健康なときの自分の状態を把握しておくようにしましょう。

口呼吸から鼻呼吸に変えるだけで免疫力がアップする！

あなたは今、鼻で呼吸をしていますか？　口で呼吸をしていますか？

呼吸は自律神経がつかさどり、無意識に行うもの。鼻呼吸か口呼吸かどうかは、気に留めていないかもしれませんね。鼻でも口でも、肺に酸素を送り込めるのだから同じと考える人もいるでしょう。しかし、それは誤った考えです。

鼻呼吸をすると、口呼吸では得られない大きな健康効果があることが、最新の医学研究でわかっています。

人間の鼻の気道（副鼻腔《ふくびくう》）では、一酸化窒素《いっさんかちっそ》という物質が大量につくられています。そのため**鼻呼吸をすると、空気と一緒に一酸化窒素も肺に送られます。**

どんないいことがあるかというと、**一酸化窒素は、血液が酸素を取り込む量を増やす仕事をしてくれる**のです。

つまり、鼻から呼吸するほうが、よりたくさんの酸素を体内に取り込めることになります。

このことは世界的に有名なスウェーデンのカロリンスカ研究所のヨン・ルンドベリ教授などの研究によって、医学界では広く知られています。

鼻呼吸をするだけで取り込める酸素が増える。これだけでも鼻呼吸は口呼吸よりも優れていますが、さらに驚くべき事実が判明しています。

のちにノーベル生理学・医学賞を受賞したロバート・ファーチゴット氏、ルイス・イグナロ氏、フェリド・ムラド氏の3人は、一酸化窒素が血管などの循環器系や免疫系の健康に大きく関わっていることを解明しました。

鼻呼吸によって取り込まれた一酸化窒素は、酸素とともに血液に送り込まれて、全身の細胞に行き渡ります。

実は、この**一酸化窒素には血管を拡張させる働きがあり、全身の血流アップに役立つ**のです。

血流がアップすることで、「高血圧」「コレステロール値」「動脈硬化」など、血管に関係する不調や病気を予防改善することができます。その結果、心筋梗塞《しんきんこうそく》や脳梗塞といった重篤《じゅうとく》な病気を予防することにもつながります。

さらに**一酸化窒素には、抗ウイルスや抗菌の働きがある**ことがわかりました。一酸化窒素は、体内に侵入してきた病原体を退治する、免疫の役割も果たしているのです。

つまり、**鼻呼吸によって、酸素とともに一酸化窒素を全身に送り届ければ、血**

流アップと免疫力アップの両方を叶えることができます。

病気に負けない強い体は、鼻呼吸によってつくられるのです。

一方、口呼吸だと、一酸化窒素を取り込めません。こう考えてみると、鼻呼吸をしない理由は一つもないといえます。

「長生き呼吸法」が鼻から息を吸うのはこのためです。

現在、口呼吸が習慣になっている人は、「長生き呼吸法」でトレーニングし、普段の呼吸も鼻呼吸にしていくよう意識しましょう。

酸素と一緒に一酸化窒素を全身に送り届ければ、あなたの体はみるみる元気になっていくでしょう。

続けられない運動より、続けられる「長生き呼吸法」を！

「はじめに」で、医師として恥ずかしながら、死を意識した経験を述べました。その後、学生時代にラグビーをしていた当時の肉体を少しでも取り戻すべく、運動をすることを決意しました。しかし、そこには思わぬ壁が……。

運動用のシューズを買いに行く気力すら起きないのです。そこで、まずはエスカレーターやエレベーターの使用を止め、階段を使うところから始めました。こうして、文字通り一歩ずつ、自分の健康への自信を高めたのです。

現在、世の中には健康維持を目的とした、さまざまなエクササイズがあります。どれも適切な頻度で生活に取り入れれば効果があるでしょう。

しかし、優れた運動でも、続けられなければ意味はありません。

激しい運動をして短期間で健康な心身を手に入れたい、と思う方、もしかすると自律神経が乱れて、視野が狭くなっているのかもしれません。焦りは禁物。

運動を選ぶうえで大事なポイントは三つです。

①筋力低下を防げる

②毎日続けられる

③自律神経のバランスが整う

この三つを満たしているのが「長生き呼吸法」。しかも、金銭面でも負担のない、最強の健康法なのです。

「長生き呼吸法」の健康効果はまだまだたくさんあります。次章で詳しく説明しましょう。

コラム

呼吸法によって助かった13人の命

タイの洞窟遭難事故で少年たちが生き延びられたわけ

2018年6月23日、タイ王国のタルムアン洞窟に、地元のサッカーチームの少年12人とコーチ1人が閉じ込められた遭難事故を記憶されている方も多いかと思います。日本を含めた国際的組織による救助活動が展開され、7月10日までに13人全員が無事に救助されました。私は救助された少年たちの元気な姿を見て、心身を健全に保つためにいかに呼吸が大切か、あらためて思い知りました。

報道によると、11歳～16歳の少年たちはコーチの指導によって、発見されるまでの間、**食料もない真っ暗な洞窟の中で「瞑想《めいそう》」をしていた**と言います。そのおかげで、**少年たちは極限状態でもパニックを起こさず、体力の消耗を抑えて、全員が生き延びることができた**のです。瞑想を少年たちに教えたコーチは、10歳のときに病気で家族全員を失い、その後は仏教の僧院で暮らしていたといいます。そこで瞑想を覚えて習慣化していたそうです。

瞑想は、「長生き呼吸法」と同じように、ゆっくりと深く呼吸をします。すると、**副交感神経のレベルが高まって恐怖を感じにくくなり、また全身の血流もアップするため、空腹も感じにくくなったと**考えられます。

この事故を受けて、スタンフォード大学医学部のデイビッド・シュピーゲル教授やニューヨーク州立大学のマイケル・ポーリン教授も瞑想の健康効果についてコメントを寄せていました。ゆっくり深く呼吸することが、心身を健全に保つために大切であることを、世界中が知った事故だったといえます。

人間が生きるためには食と呼吸が必要です。しかし呼吸は軽視されがちです。「長生き呼吸法」を毎日の習慣にして、タイの少年たちのように、どんな状況になっても乱れない心身を手に入れましょう。

第3章

「長生き呼吸法」驚きの健康効果！

不調がみるみる消えていく！
「長生き呼吸法」がどんな症状に効果的かひも解いていきましょう！

「肺活」と「腸活」をダブルで実現！「長生き呼吸法」は最強の免疫力アップ法

深い呼吸によって自律神経を整えれば、ストレスホルモンが減って免疫力がアップします。また、腸内環境を整えることで免疫細胞が活性化し、たっぷりの血流によって免疫細胞は全身に運ばれ、病気を引き起こすウイルスや細菌を撃退してくれます。

すなわち、**「長生き呼吸法」は、肺と腸を同時に元気にする、最強の免疫力アップ法であり、最強の「肺活」兼「腸活」なのです。**

免疫力が低下すると、体にさまざまな不調や病気を引き起こします。

●本書へのご意見・ご感想をお聞かせください。

ご協力ありがとうございました

郵便はがき

105-0003

切手を
お貼りください

（受取人）
東京都港区西新橋2-23-1
3東洋海事ビル
（株）アスコム

自律神経を整える
「長生き呼吸法」

読者　係

本書をお買いあげ頂き、誠にありがとうございました。お手数ですが、今後の出版の参考のため各項目にご記入のうえ、弊社までご返送ください。

お名前	男・女	才
ご住所　〒		
Tel	E-mail	
この本の満足度は何％ですか？		％

今後、著者や新刊に関する情報、新企画へのアンケート、セミナーのご案内などを郵送またはｅメールにて送付させていただいてもよろしいでしょうか？

□はい　□いいえ

返送いただいた方の中から**抽選で5名**の方に
図書カード5000円分をプレゼントさせていただきます。

当選の発表はプレゼント商品の発送をもって代えさせていただきます。
※ご記入いただいた個人情報はプレゼントの発送以外に利用することはありません。
※本書へのご意見・ご感想およびその要旨に関しては、本書の広告などに文面を掲載させていただく場合がございます。

まず初期段階では、口内炎やヘルペスができやすくなり、肌荒れが目立ってきます。風邪やインフルエンザ、食中毒、歯周病などにかかりやすく、治りにくくなります。

さらに悪化すると、がんや白血病、心臓疾患、糖尿病、膠原《こうげん》病などの発症リスクを高めてしまいます。

これら命にかかわる病気を予防するためにも、免疫力アップは長生きするための必須条件です。風邪を引きやすい方は、免疫力が落ちている可能性があります。「長生き呼吸法」で、普段から肺と腸を鍛えることが大切です。

また、アレルギー症状や花粉症は、免疫細胞が過剰に反応して暴走した結果、発症します。第2章で述べましたが、腸内環境を整えると、免疫細胞の暴走をくい止めることもできます。「長生き呼吸法」をぜひ試してみてください。

「長生き呼吸法」で肺炎、感染症のリスクが減る！

新型コロナウイルスの大流行で、免疫力の大切さが叫ばれています。そんな中、スーパーでは、腸内環境を整えるために納豆やヨーグルトがよく売れているそうです。納豆やヨーグルトなどの発酵食品は、たしかに腸内環境を整えて、免疫力を高めるのに役立つでしょう。

しかし、不安になりすぎ、ナーバスになりすぎて自律神経が乱れてしまったら、どんなに体にいい食材を食べても、腸内環境は改善しません。

非常時こそ、ゆっくり、深く呼吸をして、自律神経を整えることが大切だと思います。

2015年に厚生労働省が発表した人口動態統計によると、日本人の死因は1位ががん、2位が心疾患、3位が肺炎でした。

がんや心疾患が上位に入るのは想定の範囲内でしょうが、肺炎が3位というのは、意外に感じる人も多いでしょう。実は肺炎による死亡者の約97%は65歳以上の高齢者です。

肺炎は多くの場合、さまざまな菌やウイルスの感染が原因となるもの、誤嚥性《ごえんせい》のものなどがあります。前者は免疫力の低下が大きく関連しています。後者は食べ物を飲み込む力（嚥下力《えんげりょく》）が弱まり、本来は食道に入るべき飲食物が気管に入ってしまうことで発症します。

肺炎が高齢者ほど重症化するケースが多いのは、加齢によって免疫力や嚥下力が低下するためです。

「長生き呼吸法」にはこれまで解説したとおり、免疫力をアップさせる効果があります。

そして、食べ物も空気も人間ののどを通るので、**呼吸を意識して行うことで、嚥下する力も鍛えられます。**呼吸機能を高めれば、気管に食べ物が入ったときにも反射的に咳込むなどして、排出しやすくなります。

実際に、リハビリテーションの現場では、鼻から息を吸って口をすぼめてゆっくり息を吐くことをくり返すという訓練があります。

誤嚥性の肺炎を発症するまでにはいたらなくても、この嚥下する力をみくびってはいけません。高齢化社会の中で、嚥下障害が注目されています。

加齢によって嚥下がうまくできなくなると、食事のたびにむせたり、固形物を飲み込めなくなります。そして、食事のたびにストレスを感じ、食事をすること自体が楽しくなくなり、おっくうになってしまうのです。すると、十分な水分や栄養を摂ることができず、健康を害してしまいます。

生きることは食べることです。

食べる楽しみを感じながら生き続けられるように、嚥下力の低下を防ぐ「長生き呼吸法」を日々積み重ねていきましょう。

「長生き呼吸法」は便秘解消に効果てきめん！

腸の動きは自律神経が支配しています。特に腸のぜん動運動が活発になるのは、副交感神経が優位になるときです。

しかし、副交感神経の働きだけを高めるだけでは不十分。交感神経と副交感神経のどちらかが過剰に優位でも、便秘になります。大切なのは、自律神経のバランスです。

よいぜん動運動をするようになると、腸の血流もよくなります。食べ物から栄養をスムーズに吸収し、老廃物をしっかり排出するため、腸内環境も改善されます。

人間は食べ物から吸収した栄養を、血液に乗せて全身に運んでいます。その栄養満点な血液をつくっているのが腸管です。

極端に言うと、**汚れた腸からは汚れた血液しかつくれません。そのため、腸の調子が悪いと、全身の調子が悪くなってしまう**のです。

ちなみに腸内環境が整うと、薬の吸収もよくなります。便秘を解消すると、効き目が弱くなっていた持病の薬が効くようになるケースもあります。

腸内環境はダイエットにも影響をもたらします。

汚れた腸からつくられる「汚れた血液」というのは、毒素や腐敗物《ふはいぶつ》を含んだものです。この血液は全身に行き渡り、代謝を悪化させて内臓脂肪としてたまってしまいます。

バランスのとれた腸内環境がつくった栄養満点な血液が全身に送られれば、栄養がエネルギーとして消費され、不要な脂肪として蓄積されることがなくなります。

私の便秘外来を訪れた患者さんにも、**腸内環境を整えただけで5～10キロのダイエットに成功した人は珍しくありません。**

「長生き呼吸法」は両手で腸をマッサージしながら行います。自律神経のバランスを整えると同時に、横隔膜によって体内で腸をマッサージしながら、両手で体外からもマッサージする、最強の腸活メソッドです。

がん細胞は「長生き呼吸法」が大嫌い

がんは体の細胞が突然変異によってがん化して増殖する病気です。特別な病気と思われがちですが、実は健康な体でも、毎日数千個のがん細胞が生まれています。それなのに、がんにならずに済んでいるのは、免疫システムががん細胞を退治してくれているからです。

がんを退治するための免疫細胞は、白血球の中で顆粒球《かりゅうきゅう》と呼ばれるものです。顆粒球は交感神経が優位になると増加しますが、増えすぎると健康維持に必要な常在菌を殺したり、活性酸素をばらまいて細胞を傷つけ、逆にがん細胞を発生させやすくしてしまいます。

がん発症リスクを減らすためにも、「長生き呼吸法」でバランスのとれた自律神経をキープすることが大切です。

血液サラサラ・血流アップで生活習慣病を改善できる

「長生き呼吸法」をすれば、血流がアップし、血液の質までよくなります。その結果、さまざまな生活習慣病を改善することが期待できます。

【高血圧】

交感神経の働きが過剰に高まると、血管がキュッと収縮します。細いホースと太いホースに同じ量の水を流せば、細いホースのほうに強い圧力がかかるのと同じ理由で、血管の収縮が過剰になると血圧が高まってしまいます。

逆に副交感神経の働きが高まると、血管は適度にゆるんで、血管への圧力を減らすことができます。

息を吐くときに副交感神経は高まります。**吐く時間が長い「長生き呼吸法」**は、自律神経のバランスを整え、血管の収縮と弛緩を適度に保ち、**高血圧の改善が期待できる**のです。

【脳梗塞・心筋梗塞】

浅い呼吸が常態化している人は、交感神経の働きが高まっているため、細くなった血管の中を血液が勢いよく流れていきます。血液の中には赤血球や白血球、血小板などがあり、それらが高速で流れていくため、血管の内側の細胞が傷ついてしまいます。その傷に血小板などが引っ掛かり蓄積していくと、血栓ができます。その結果、脳梗塞や心筋梗塞のリスクが高まってしまうのです。

それを回避するには、ゆっくりとした深い呼吸によって、副交感神経を高めて、血管に躍動感を与えることが大切です。

また、汚い腸から生まれた汚いドロドロした血液も、血栓を生み出すリスクを高めます。**「長生き呼吸法」でしっかり腸のマッサージをして予防**しましょう。

【糖尿病】

遺伝的要因ではなく生活習慣によって発症する糖尿病の治療では、食事のコントロールは必要不可欠です。しかし、食生活を改善しても、なかなか治療がうまくいかない人がいます。その大きな要因は血流不足にあります。

血流が悪くなると、血糖値を下げる働きがあるホルモン、インスリンの分泌量が減り、血糖値が上昇。その状態が続くと、血液がドロドロになってさらに血流が悪くなるのです。そしてインスリンを多く分泌しようと、すい臓に負担がかかって、糖尿病の原因となります。

自律神経のバランスを整えて血流をアップさせることは治療においても重要ですが、予防の意味でも、**血糖値が高めの人には「長生き呼吸法」**がオススメです。

更年期障害・うつ症状にも「長生き呼吸法」が効く！

閉経期の女性に起こる更年期障害。一般的に原因は女性ホルモンであるエストロゲンの減少とされています。

しかし、エストロゲンが減少している同年代の女性の中でも、ほてりや頭痛、めまいなど更年期障害の症状がある人とほとんどない人がいます。つまり、エストロゲンの減少だけが原因ではないということです。

実は**自律神経のバランスが乱れていると、更年期障害の症状が重くなります。**

病気というわけではありませんが、めまいや頭痛、しびれ、耳鳴りや吐き気などの「不定愁訴《ふていしゅうそ》」と呼ばれる原因不明の症状の多くは、自律神経のバランスの乱れに起因します。そして、検査をすると副交感神経の活動がほとんど検出されず、交感神経の過剰優位が続いていることが多いです。

また、うつ病が発症する一因は、セロトニンという「幸せホルモン」が減少しているからです。このセロトニンですが、実は90％が腸でつくられています。うつ症状のある人に、腸のトラブルを抱えた方が多いのはこのためです。腸内環境が悪化していて、セロトニンの分泌量が減り、メンタル不調に陥っていると考えられます。

自律神経を整えて、腸内環境を健全に保てば、うつなどのさまざまなメンタルトラブルを改善することが期待できるでしょう。

脳の血流がアップして認知症をブロック！

内閣府の発表によると、2012年の認知症高齢者の数は462万人、65歳以上の高齢者の約7人に1人でした。2025年には、約5人に1人にも上るという推計もあります。

今のところ、認知症のメカニズムは完全には解明されていません。しかし、近年わかってきたのは、**脳の血流不足が深く関係している**ということです。

全身の酸素消費量の約5分の1を消費するのが脳。体の中でもっとも多く酸素を必要としています。そのため、ダメージが少しずつ蓄積して高齢になったときに認知症を発症するとされています。

また、脳の組織は一度ダメージを受けると、よみがえることはありません。認知症を発症すると回復させることが難しいのはこのためです。

今みなさんができることは、認知症の予防です。**「長生き呼吸法」で酸素を体内に取り込み、スムーズな血流にのせて脳へ酸素を送り出せる体をつくりましょう。**

また、血流をよくすること以外にも「長生き呼吸法」が認知症予防につながる点があります。現代の生活では口呼吸をしている人が多く、それが認知症につながる可能性です。口呼吸と鼻呼吸を比べた場合、**口呼吸をしていると脳の前頭葉《ぜんとうよう》の酸素消費が多くなり、活動が休まらない**ことがわかっています。このことは2013年に、医学誌「ニューロレポート」に研究成果が報告されました。

口呼吸では浅い呼吸になり、体内に取り込む酸素の量が少なくなって、血のめぐりも悪くなります。加えて、前頭葉の酸素消費量が増えるのですから、脳全体の血流不足、酸素不足に拍車がかかってしまいます。

そして、前頭葉は論理的思考や感情、理性、やる気をつかさどる中心。口呼吸によって前頭葉は慢性的な疲労状態になり、注意力や学習能力の低下につながる可能性もあります。

前頭葉の疲労状態が認知症に直結することが、証明されたわけではありません。ですが、リスクはなるべく減らしておきたいですね。「長生き呼吸法」で鼻から息を吸うことを身につけ、鼻呼吸を習慣化しましょう。

たっぷり酸素を取り込めば階段で息切れしなくなる

若いころはなんでもなかったのに、駅の階段を上るだけで息が苦しくなる体験をすると、体力の衰えを実感する人も多いでしょう。

ちょっとした運動で息切れを感じるようになると、運動をすることがおっくうになり、ますます不健康な生活になる可能性もあります。

息切れはなぜ起こるのか？　加齢によって肺機能が低下していることのほか、そもそも呼吸の方法が適切でない結果、息切れを起こすケースもあります。

息切れは、血液中の酸素が少なくなり、二酸化炭素が増えたことを呼吸中枢《ちゅうすう》が察知し、体に「もっと呼吸をしなさい」と命じることで生じます。階段を上ったり、激しい運動をしたりすると、エネルギー源の燃料として大量の酸素が筋肉で消費されるために、息切れが起きるのです。

また、肺はしっかりと機能して酸素を取り入れているのに、体内に充分運ばれていないことも考えられます。

つまり、体内に取り込む酸素の量を増やし、筋肉に送る酸素の量が増えれば、息切れを防ぐことや、息切れの程度を軽くすることができます。

「長生き呼吸法」は、深い呼吸で酸素を体内に効率よく取り込むトレーニング。
しかも簡単に習慣化できます。また、血流をつかさどる自律神経のバランスを整えるので、酸素を体内に運ぶ血流もアップします。すると、少しずつ体力が上向き、息切れを起こす頻度も減るでしょう。

肩こり・冷え性・むくみは「長生き呼吸法」でさようなら

肩こりや冷え性、むくみの症状に関して、「長生き呼吸法」がいかに効果的か、いくつかの観点からまとめてみましょう。

【肩こり】
「長生き呼吸法」によって血流がよくなり、老廃物を流すことで肩こりの症状が改善されるほか、呼吸をするときの体の動きも肩こり解消に効果があります。

浅い呼吸をしている人は、肩で息をしている傾向があります。これは1分間に数十回も肩をすくめているのと同じこと。結果、肩こりや猫背を誘発し、さらに浅い呼吸になってしまいます。また、最大の呼吸筋である横隔膜が固くなっているという特徴もあります。

ゆっくりと深い呼吸をする「長生き呼吸法」は、息を吸うときに胸を開いて背筋を伸ばします。**ストレッチ効果も望める呼吸法ですので、肩こり解消法としても活用できます。**


【冷え性】


体温が低いわけでもないのに、手足の先が冷えている方がいますね。これは体内でつくられた熱が末梢の血管まで届いていないことの現れです。

冷え性の方の9割は、交感神経が極端に高ぶって、血管が収縮しています。そのため、血流が悪くなっているのです。夏でも手足が冷たいという人はほぼ全員がこのタイプです。

「長生き呼吸法」は血管を広げる副交感神経の働きを高め、自律神経のバランスが整って血流がよくなります。これらの効果はすぐに体に現れます。そして、「長生き呼吸法」を続けて体幹の筋力がアップして、よい姿勢をとることが習慣づけば、体質改善が実を結ぶことでしょう。

【むくみ】

むくみは体内の水分分布が変わり、本来、あるべき場所ではない体の一部に水分がたまることで起こります。ふくらはぎの筋力が落ちて足がむくんだり、同じ姿勢を続けて足がむくむこともあります。

痛みは伴いませんが、まぶたが腫れているために人と会いたくなくなったり、足のむくみによって靴を履いたときに不快だったりすることもありますから、症状を解消するに越したことはありません。

ここでも鍵を握るのは血流です。余分な水分や老廃物を回収するのも血液の役割ですから、「長生き呼吸法」で血流をよくすることが、むくみの解消につながります。**美容にもいい呼吸法です。**

「長生き呼吸法」で体幹を鍛えれば腰痛までラクになる

腰痛にも「長生き呼吸法」は力を発揮します。

「長生き呼吸法」でゆっくり深く呼吸すると、息を吐くときにお腹が凹み、息を吸うときにお腹が膨らむのがわかると思います。

このときお腹の中にかかっている圧力のことを「腹圧」というのですが、深い呼吸をすると横隔膜が大きく上下に動くため、通常の呼吸よりも腹圧を高めることができます。**腹圧が高まると、インナーマッスル（体の奥にある筋肉）が鍛えられて、安定した体幹が手に入ります。**すると、それまで腰にかかっていた負担が軽減され、腰痛の改善につながります。

また、原因不明の腰痛のほとんどは、筋肉の血流不足によって引き起こされています。「長生き呼吸法」で血流をアップさせ、ガチガチに固まっていた筋肉がほぐれれば、この点からも腰痛を改善する効果が期待できるでしょう。

呼吸筋のトレーニングでダイエット効果も！

ダイエットにはいろいろな種類がありますが、原理は一つ。消費カロリーが摂取カロリーを上回れば、体重は減ります。年齢を重ねるにつれて体についた脂肪が落ちなくなるのは、摂取カロリーは若いころと変わらないにもかかわらず、筋力低下によって基礎代謝が落ち、消費カロリーが減るのが大きな理由です。
そこで、多くの人々が適度な運動で消費カロリーを増やしたり、筋力をつけて太りにくい体をつくっています。

「長生き呼吸法」は筋トレにもなります。

呼吸は肺が風船のように膨らんだり、縮んだりして行われます。しかし、肺が自らそのような動きをしているわけではなく、肺のまわりの筋肉が動くことで肺が膨らんだり、縮んだりしています。

人間が呼吸をするときに動く筋肉は、もっとも大きな横隔膜をはじめ、ろっ骨の間にある肋間筋《ろっかんきん》やお腹にある腹斜筋《ふくしゃきん》、肩の僧帽筋《そうぼうきん》、背骨の脊柱起立筋《せきちゅうきりつきん》など多くのインナーマッスルがあります。これらは、まとめて「呼吸筋」と呼ばれています。

浅い呼吸だと呼吸筋への刺激が少ないですが、**「長生き呼吸法」で深い呼吸をすれば、呼吸筋を大きく動かすことになり、呼吸筋のトレーニングになります。**加えて、長生き呼吸法は酸素を効率的に取り込めるため、消費カロリーの燃焼促進が期待できます。

相乗効果で無限の健康体になる！

人間は体の外から酸素と栄養を取り入れて生きています。酸素は肺から、栄養は腸からです。取り入れた酸素と栄養は、血管を通って全身に運ばれます。病原菌などの外敵と戦う免疫システムを担う、白血球などの免疫細胞も血液に含まれます。

呼吸、腸、免疫、血流、すべてコントロールをしているのは自律神経です。
「長生き呼吸法」は自律神経のバランスを整え、血流をよくし、腸の働きを活発にし、免疫力を高めます。

人間の健康を支える「呼吸」「血流」「腸の働き」「免疫」はお互いに影響し合っています。それらをつかさどるのが自律神経です。そして、相乗効果のスイッチを入れるのが「長生き呼吸法」です。

人生は有限です。だからこそ、最後まで人生を大切に、ポジティブな気持ちで生き抜きたいですね。
このように頭の片隅で思っていても、階段で息切れをしたり、だるさを感じると、ポジティブな気持ちはあっという間に消えて、ネガティブ思考になってしまうものです。

まずは、健康な体が第一。たとえば、サッカー選手なら、90分間走り続けられる肉体やスタミナがあるからこそ、最後まであきらめない気持ち、強い心が生まれるのです。

よく「心技体」といわれますが、私は「体技心」が大切だと思います。

「長生き呼吸法」で自律神経をコントロールし、安定した体を手に入れれば、心も安定します。心が安定すれば、体も安定する相乗効果が生まれます。

また、他人や社会から心を乱されるようなことがあれば、「長生き呼吸法」でストレスを解消してください。緊張や不安を、空気といっしょにどこかへ吹き飛ばすのです。

そうすれば、**体も心も果てしない健康のループに乗ることができる**でしょう。

第4章

「長生き呼吸法」健康増進アレンジブレス！

この章では、ココロとカラダの症状別に
「長生き呼吸法」の追加メソッドを紹介します。
あわせてチャレンジしてみてください。

あなたの呼吸は大丈夫?

フローチャートで簡単チェック！

1日2万回以上する呼吸が、今までの生活習慣で浅くて速い呼吸になっていたら大変です。ここではあなたの呼吸の状態をチェックするためのチャートを用意しました。該当項目があれば、P28～29で紹介した「長生き呼吸法」にプラスして、この章で紹介するアレンジメソッドを実践してみてください。効果が倍増します。

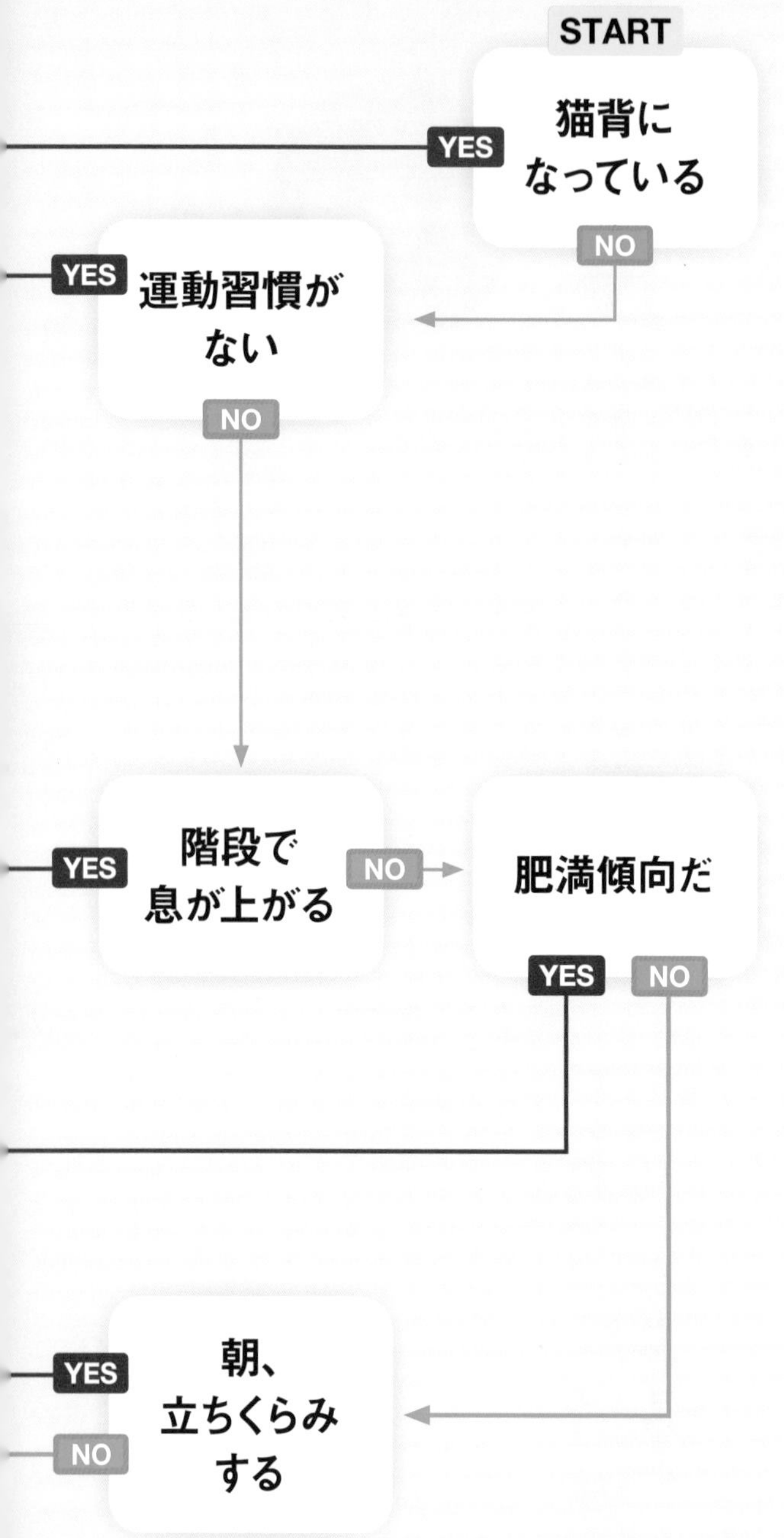

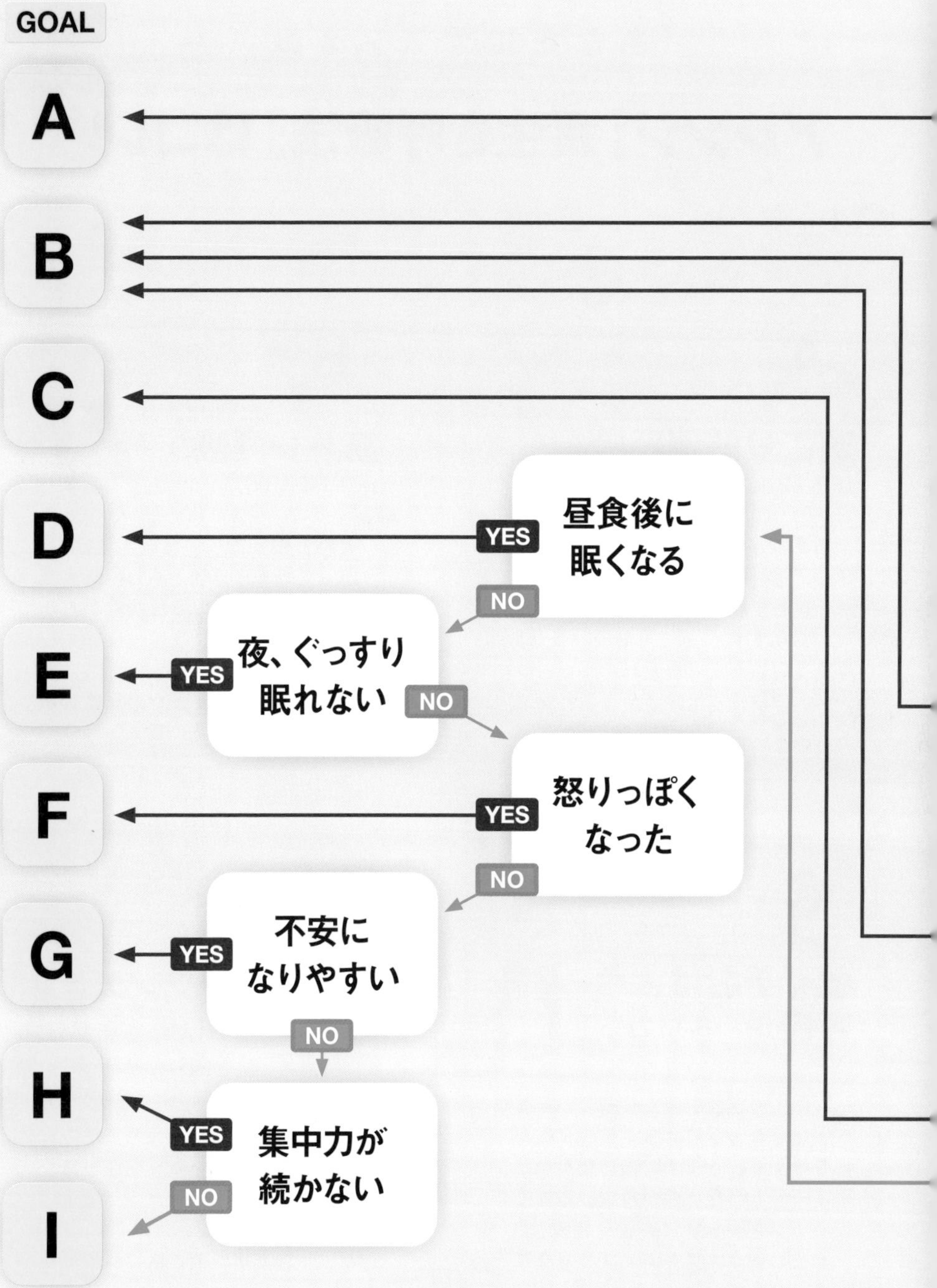
GOAL
A
B
C
D
E
F
G
H
I
昼食後に
眠くなる
夜、ぐっすり
眠れない
怒りっぽく
なった
不安に
なりやすい
集中力が
続かない
YES
NO

◀◀◀ 次ページをチェック!

あなたにオススメの

アレンジ「長生き呼吸法」はコレ!

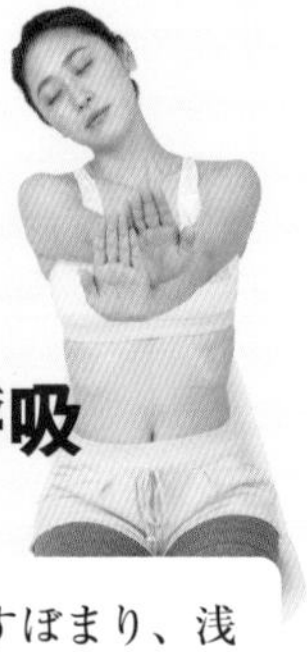

A

肩こり解消呼吸
(P112-113)

猫背の方は、胸郭がすぼまり、浅くて速い呼吸になりがち。血流が不足して肩こりになりやすい傾向があります。「肩こり解消呼吸」は首や肩にたまった疲れをほぐしつつ、ゆっくり深呼吸することができます。

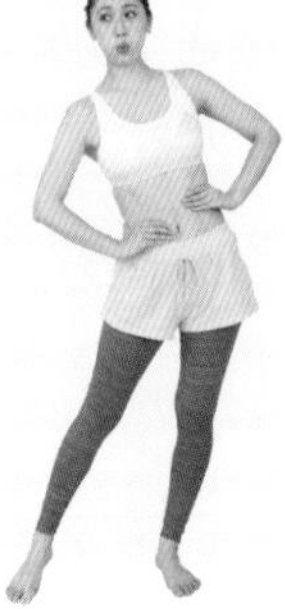

B

筋トレ呼吸
(P114-115)

運動習慣がなく、すぐに息が上がってしまう方は、筋力の低下で血流が不足している可能性があります。インナーマッスルを鍛える「筋トレ呼吸」で筋力を強化しましょう。ダイエットや腰痛にも効果的です。

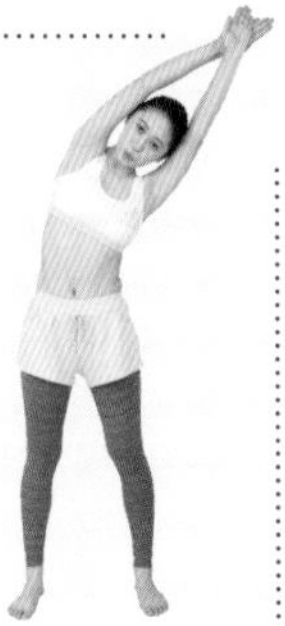

C

朝イチおはよう呼吸 (P116-117)

睡眠中の呼吸が浅くなっていると朝起きたときに立ちくらみを起こしやすくなります。朝、なかなかボーッとした状態から抜けられない方は「朝イチおはよう呼吸」をしましょう。アクティブな心身に変わります。

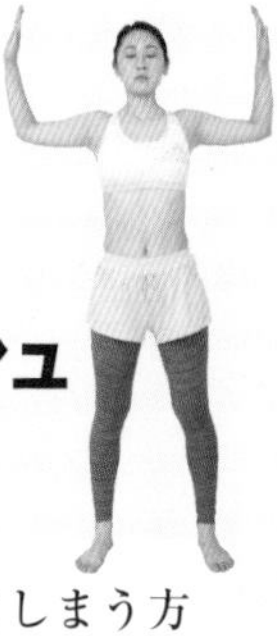

D

昼のリフレッシュ呼吸 (P118-119)

昼食後にだるくなってしまう方は、午前は高かった交感神経のレベルが下がっている可能性があります。「昼のリフレッシュ呼吸」で自律神経を高いレベルに保てば、午後もポジティブに活動できるでしょう。

E

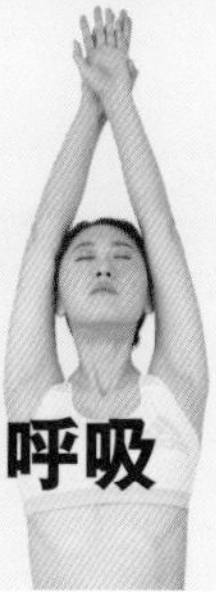

夜のぐっすり呼吸
(P120-121)

寝つきの悪い方は呼吸が浅く、夜になっても副交感神経のレベルが低いことが考えられます。「夜のぐっすり呼吸」で、全身からほどよく力を抜くエクササイズをすれば、質のよい睡眠が手に入るでしょう。

F

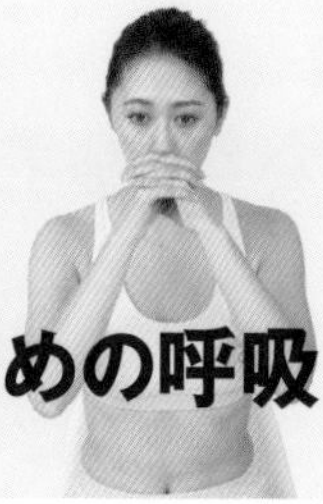

キレないための呼吸
(P122-123)

最近怒りっぽくなったと感じる方は、加齢とともに副交感神経のレベルが下がっている可能性があります。「キレないための呼吸」によって副交感神経を高めてあげれば、本来の穏やかさを取り戻せるでしょう。

G

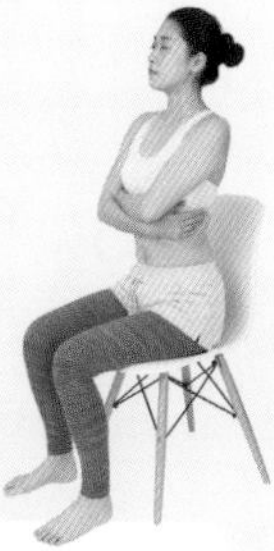

ドキドキ解消呼吸
(P124-125)

大事な会議やプレゼン、初対面の人に会うなど、緊張や不安になる場面でしてほしい呼吸です。不安になりやすい人は、呼吸が浅くなり、過度に交感神経が高まっています。この呼吸でバランスを整えましょう。

H

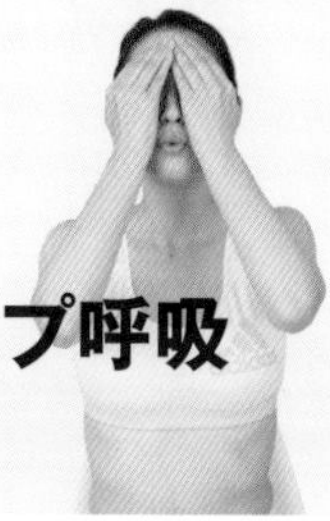

集中力アップ呼吸
(P126)

集中力を発揮するには、交感神経と副交感神経をともに高いレベルで維持する必要があります。スポーツの世界で「ゾーン」といわれる状態です。光を遮断する「集中力アップ呼吸」を実践してみましょう。

I

合格!

あなたはすでに「ゆっくり深い呼吸」ができ、自律神経のバランスが整っているようです。「長生き呼吸法」を取り入れ、さらなる健康体を手に入れましょう。「A～H」で紹介するアレンジメソッドも、ぜひお試しを！

How to breathe

「長生き呼吸法」アレンジブレスA

肩こり解消呼吸

首や肩にたまったコリをほぐしつつ、ゆっくりと「長生き呼吸」をします。お風呂で体を温めながら行うと、さらに効果が上がります。

姿勢のポイント

◎ 背筋を伸ばして座る
◎ 肘を伸ばす
◎ 手首をクロスさせる

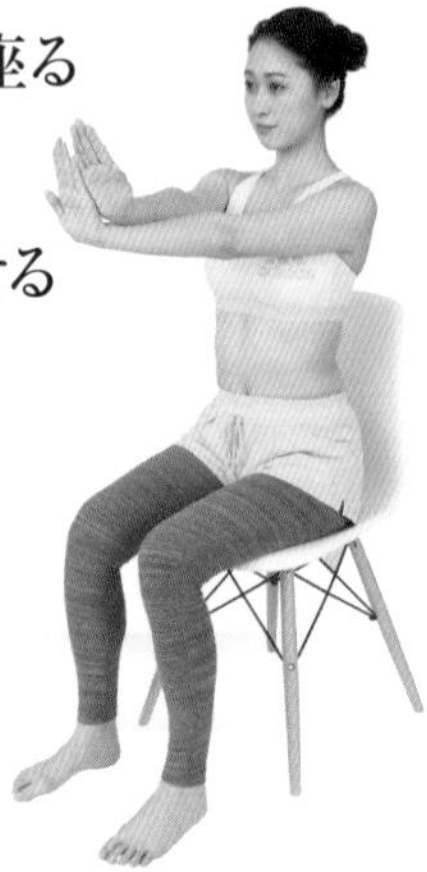

呼吸のポイント

◎ 首をゆっくり回しながら、6秒息を吐き、3秒息を吸う。
◎ 逆回しもして1セット、計5セット行う

アレンジ

◎ お風呂に浸かりながらでもOK!

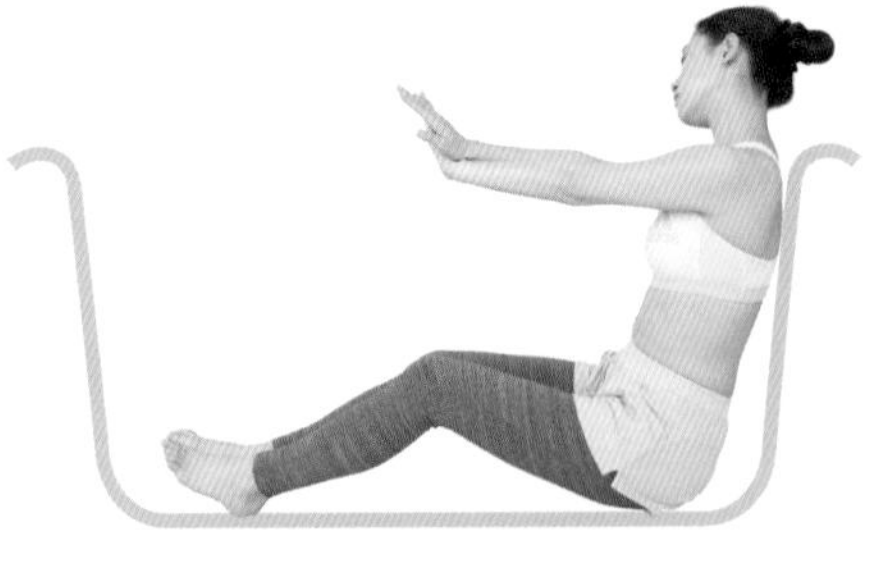

首を回しながら
ゆ〜っくり呼吸をする

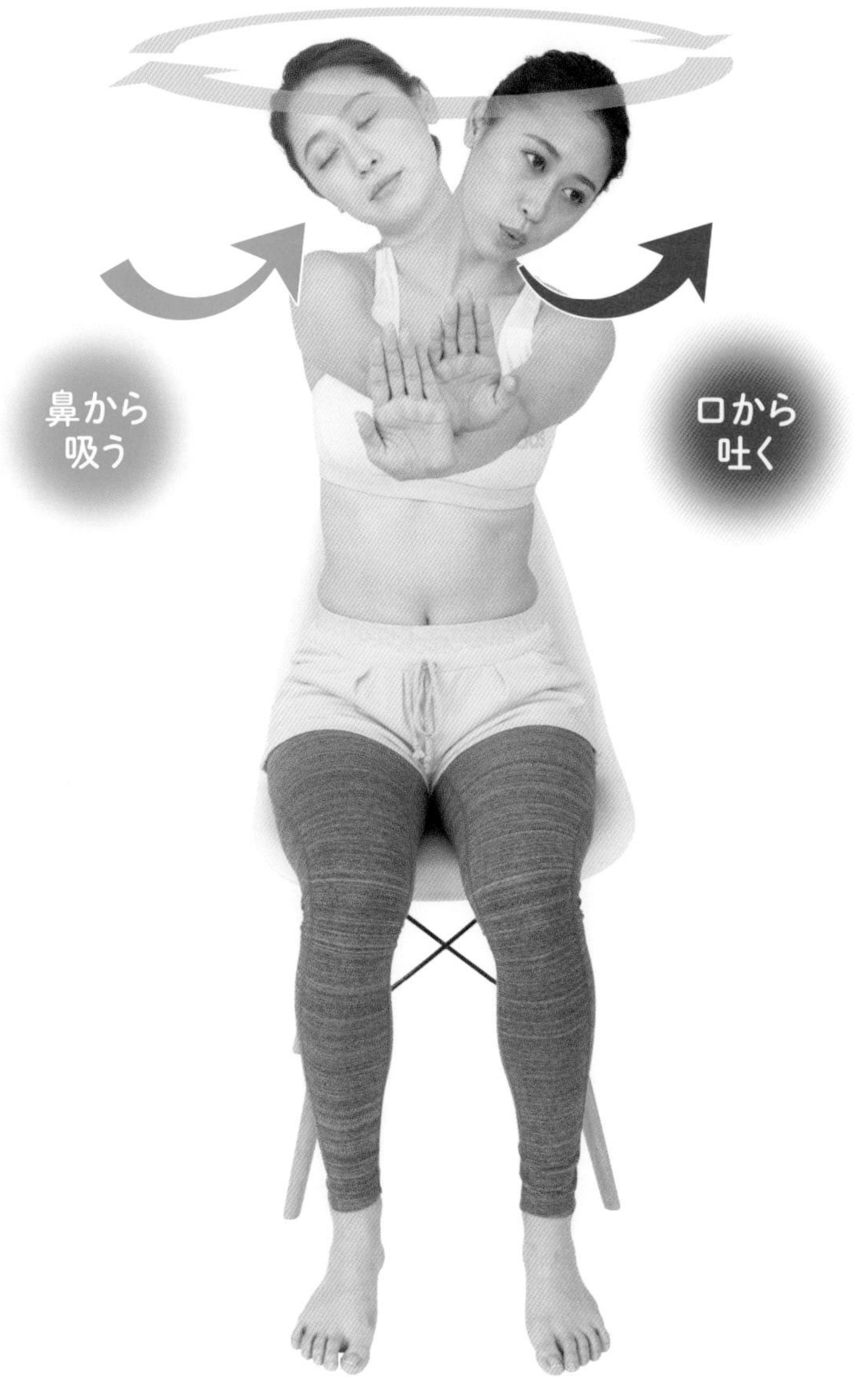

How to breathe

「長生き呼吸法」アレンジブレスB

筋トレ呼吸

インナーマッスルの強化、便秘解消、ダイエット効果が期待できます。お腹を意識して呼吸（腹式呼吸）すると、効果アップ。

姿勢のポイント

◎ 足を肩幅に開いて真っすぐ立つ

◎ 右手は腰骨の上、左手はろっ骨の下を持つ

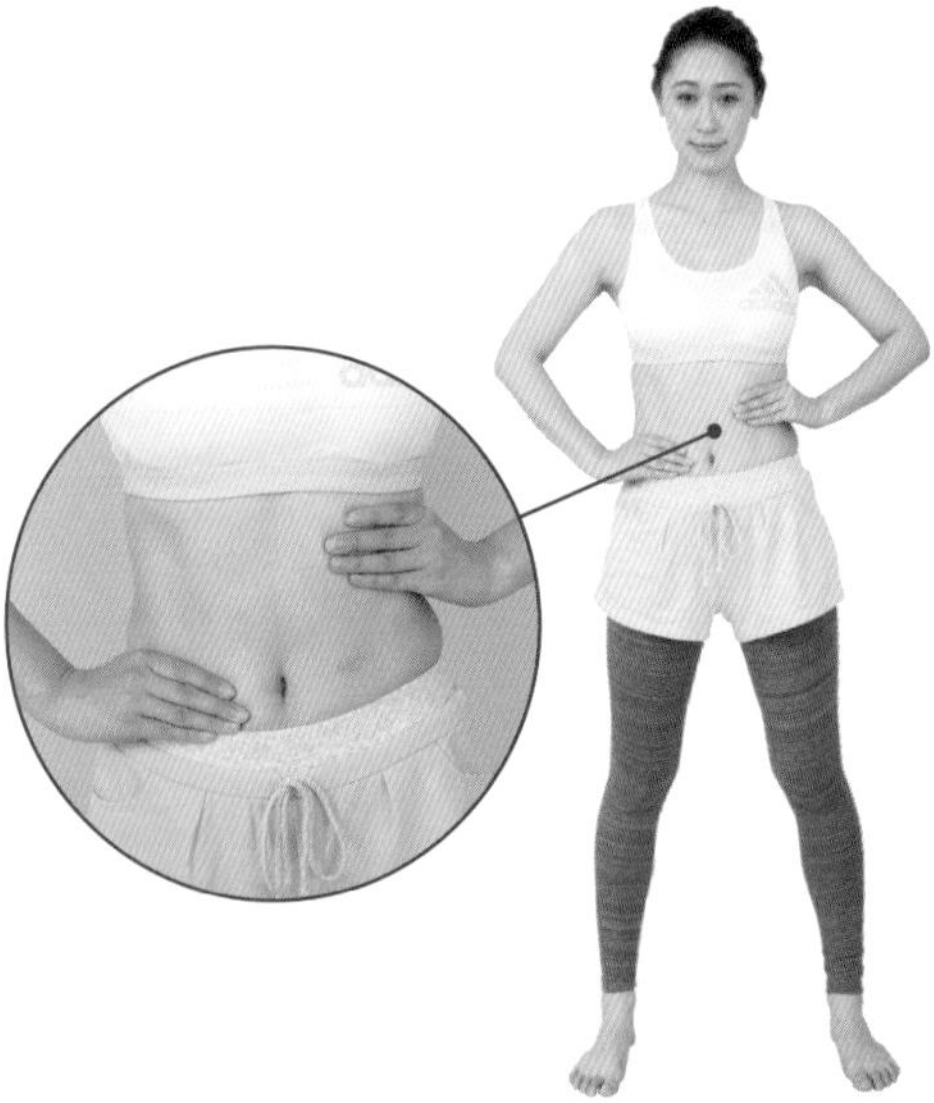

呼吸のポイント

◎ 腰をゆっくり回しながら、6秒息を吐き、3秒息を吸う

◎ 逆回しもする

◎ 手の位置を左右入れ替えて同様に

◎ 左右で1セット、計5セット行う

腰を回しながら
ゆ〜っくり呼吸をする

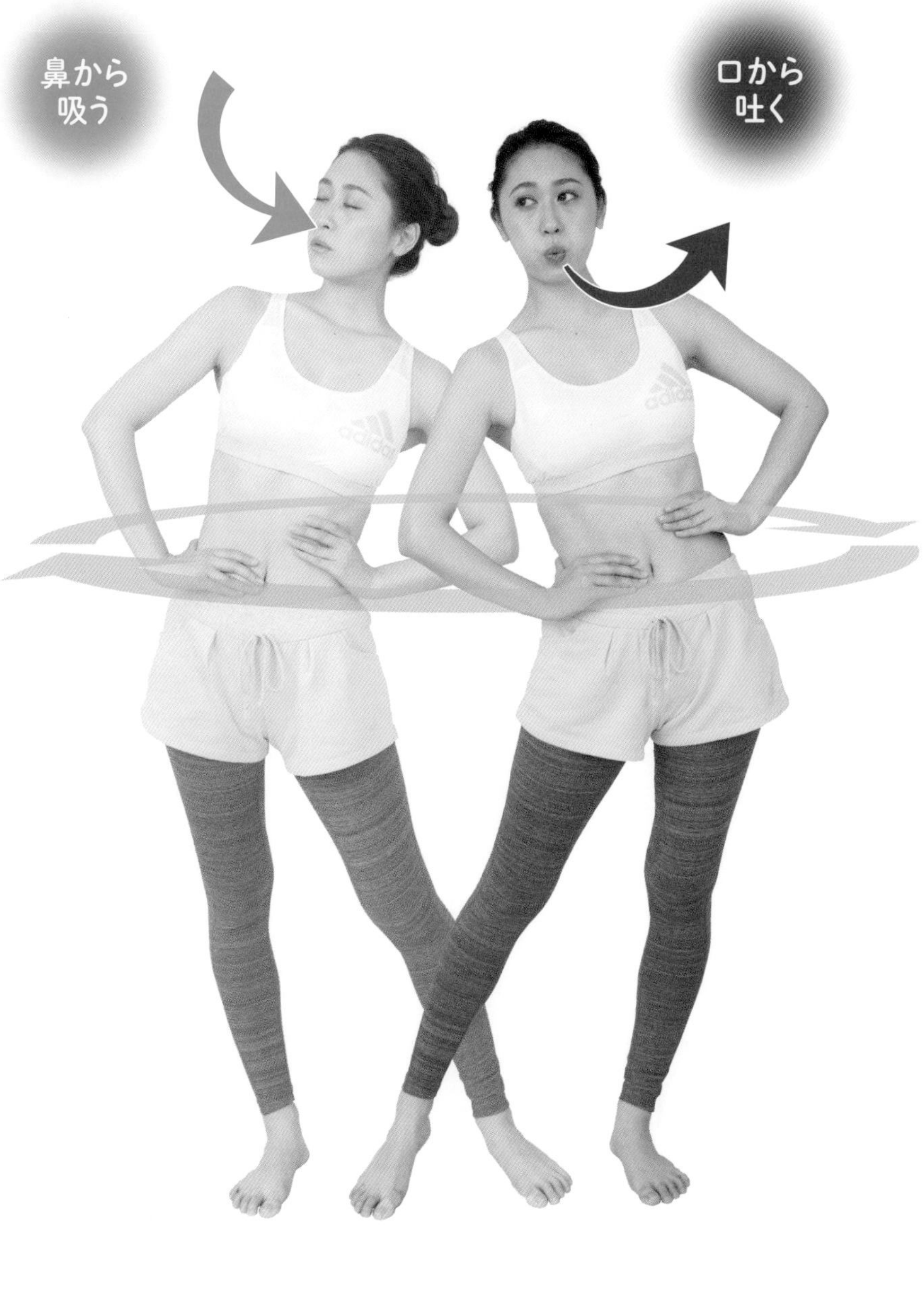

How to breathe

「長生き呼吸法」アレンジブレスC

朝イチおはよう呼吸

朝は交感神経を刺激する呼吸で、アクティブな体と心にしましょう。体を左右に倒すときは、胸や肩甲骨のあたりをのばすことを意識して。

姿勢のポイント

◎ 足を肩幅に開いて真っすぐ立つ
◎ 両腕を頭上に伸ばす
◎ 手首をクロスさせる

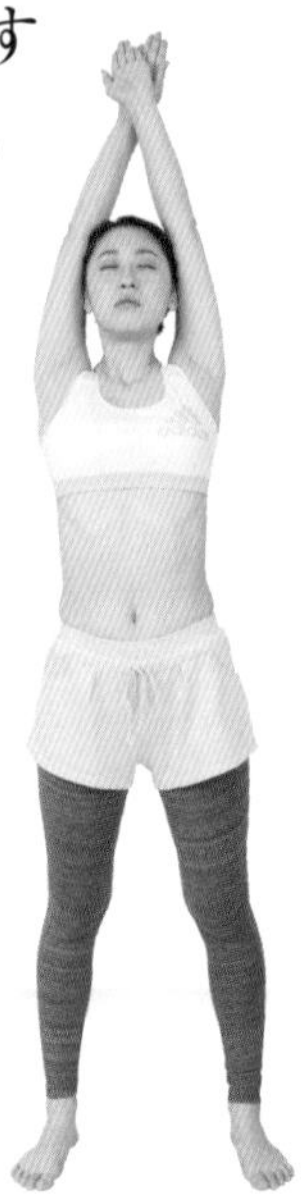

呼吸のポイント

◎ 上半身を右に倒しながら、6秒息を吐く
◎ 3秒息を吸いながら、最初の姿勢に戻る
◎ 左も同様に行う
◎ 左右1回で1セット、計5セット行う

体を左右に倒しながら
ゆ〜っくり呼吸をする

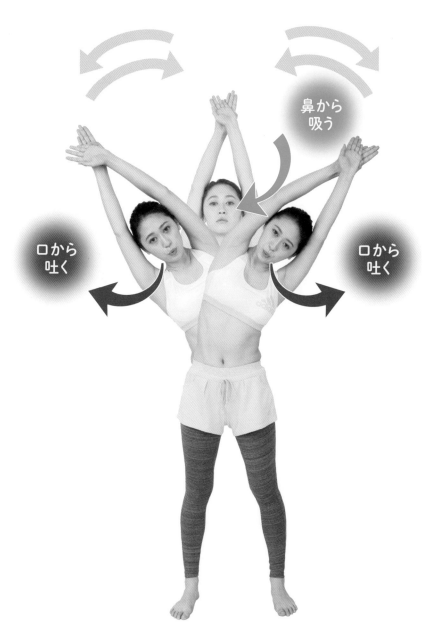

How to breathe

「長生き呼吸法」アレンジブレスD

昼のリフレッシュ呼吸

デスクワークなど同じ姿勢でいる時間が長いと、浅くて速い呼吸になって、副交感神経の働きが低下します。この呼吸でリセットを。

姿勢のポイント

◎ 足を肩幅に開いて真っすぐ立つ

◎ 腕を曲げて上へ向ける

◎ 手のひらは外側へ向ける

◎ 肩甲骨を背中に寄せるイメージ

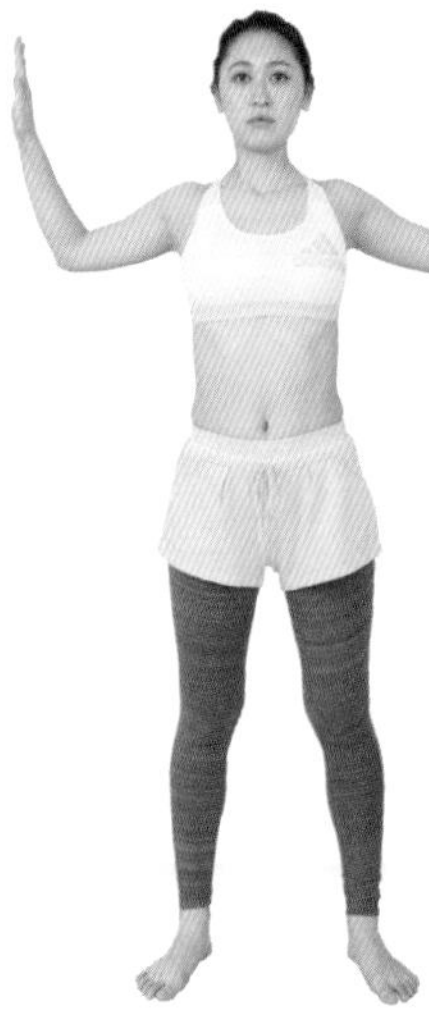

呼吸のポイント

◎ 6秒息を吐きながら、手の甲を合わせるように腕を閉じる

◎ 3秒息を吸いながら、元の姿勢に戻る

◎ 10回行う

体の正面で両腕を合わせて
ゆ〜っくり息を吐く

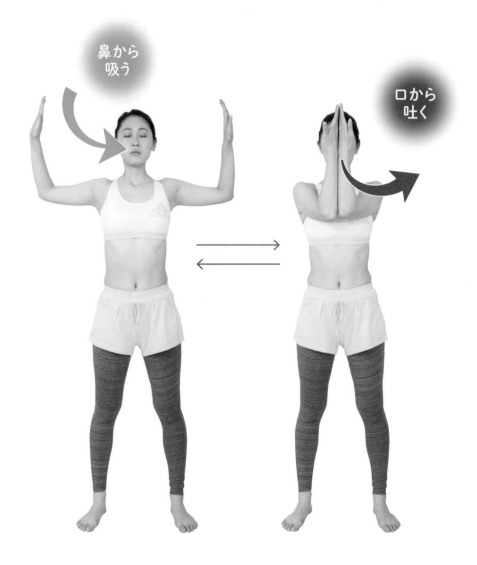

How to breathe

「長生き呼吸法」アレンジブレスE

夜のぐっすり呼吸

質のよい睡眠をとるためには、副交感神経を優位にすることが必要不可欠です。全身からほどよく力が抜けるエクササイズをどうぞ。

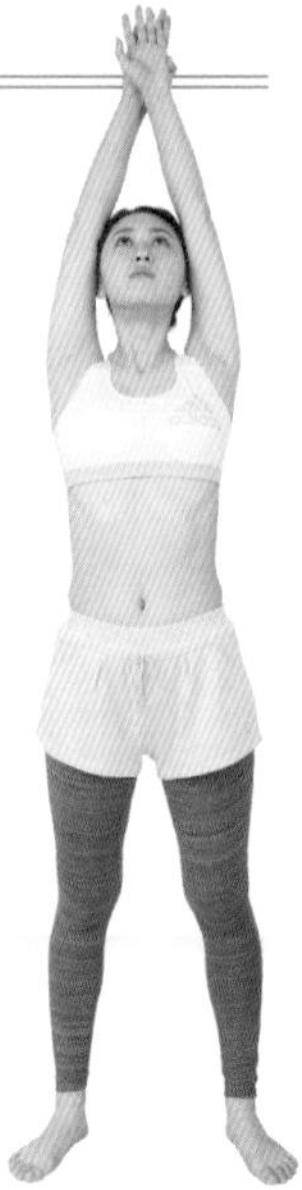

姿勢のポイント

◎ 足を肩幅に開いて真っすぐ立つ
◎ 全身をできるだけ上へ伸ばす
◎ 手首をクロスさせる

呼吸のポイント

◎ 一気に脱力して、6秒息を吐く
◎ 元の姿勢に戻って、3秒息を吸う
◎ 10回行う

全身の力を抜いて
ゆ〜っくり息を吐く

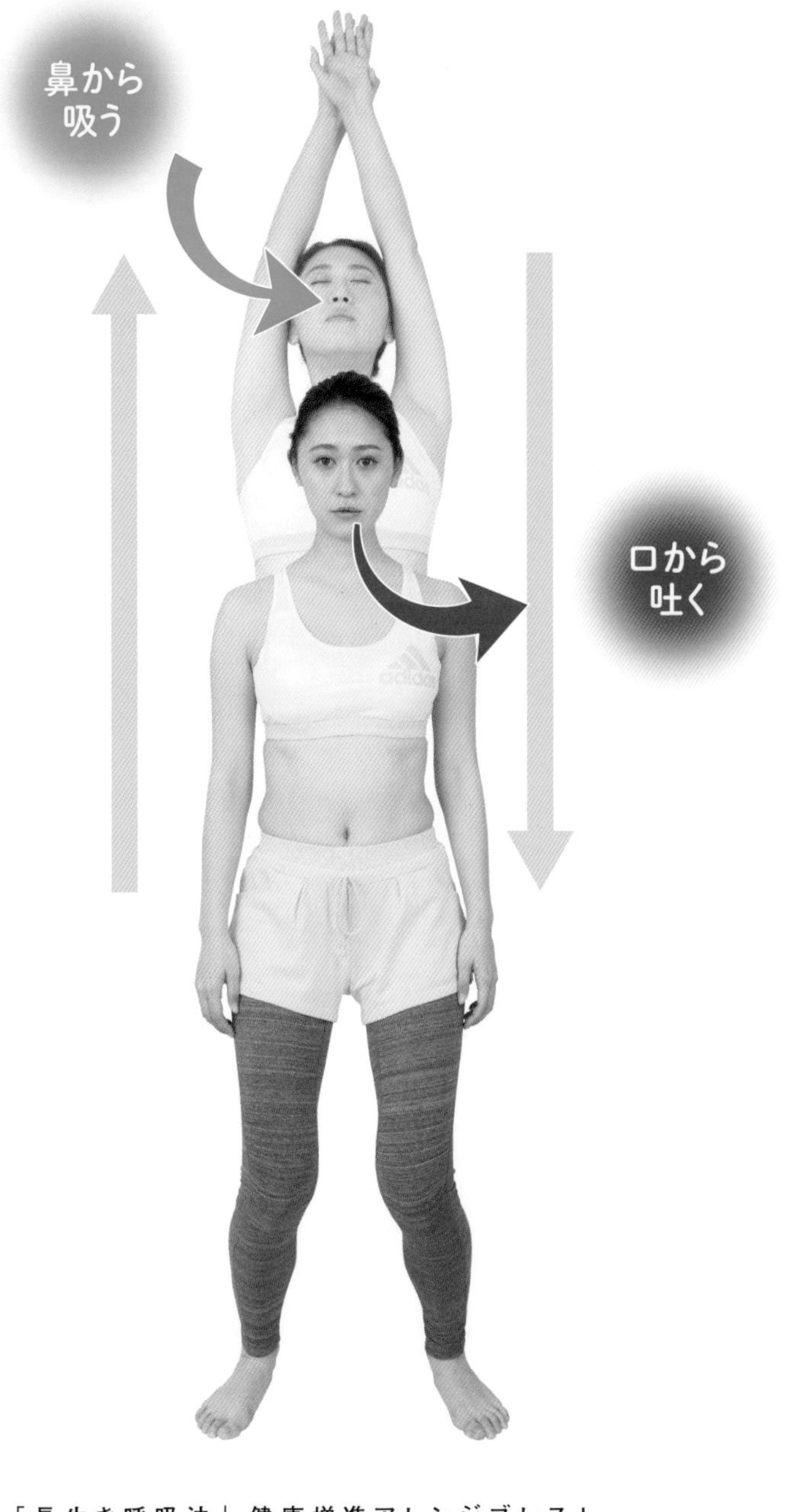

How to breathe

「長生き呼吸法」アレンジブレスF

キレないための呼吸

心に芽生えた怒りやストレスを息にして出し切るイメージが大切です。風船を膨らませるように、手の穴に息を吐ききりましょう。

姿勢のポイント

◎ イスに座る

◎ 背筋を伸ばす

◎ 顔の前で手を組む

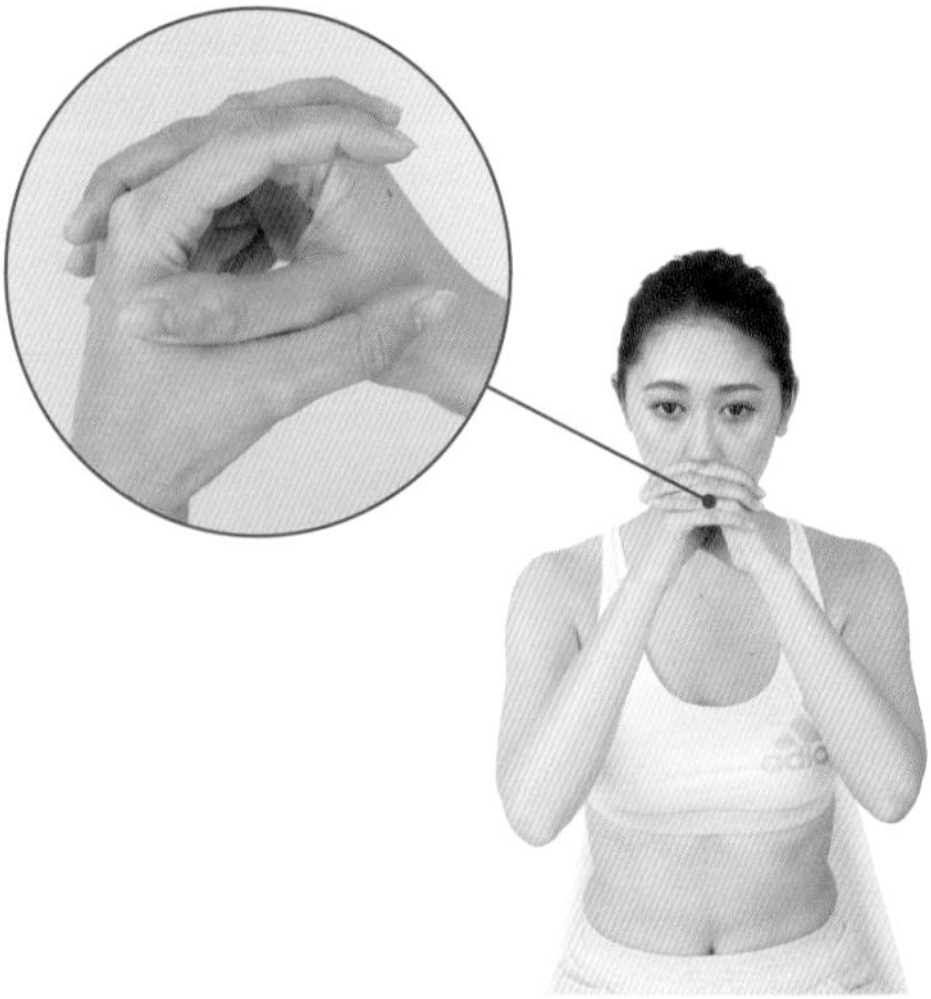

呼吸のポイント

◎ 親指と人差し指の穴に、6秒息を吐く

◎ 息をストレスだと思って吐ききる

◎ 親指と人差し指の穴から、3秒息を吸う

◎ 10回行う

指でつくった穴に
ゆ〜っくり息を吐く

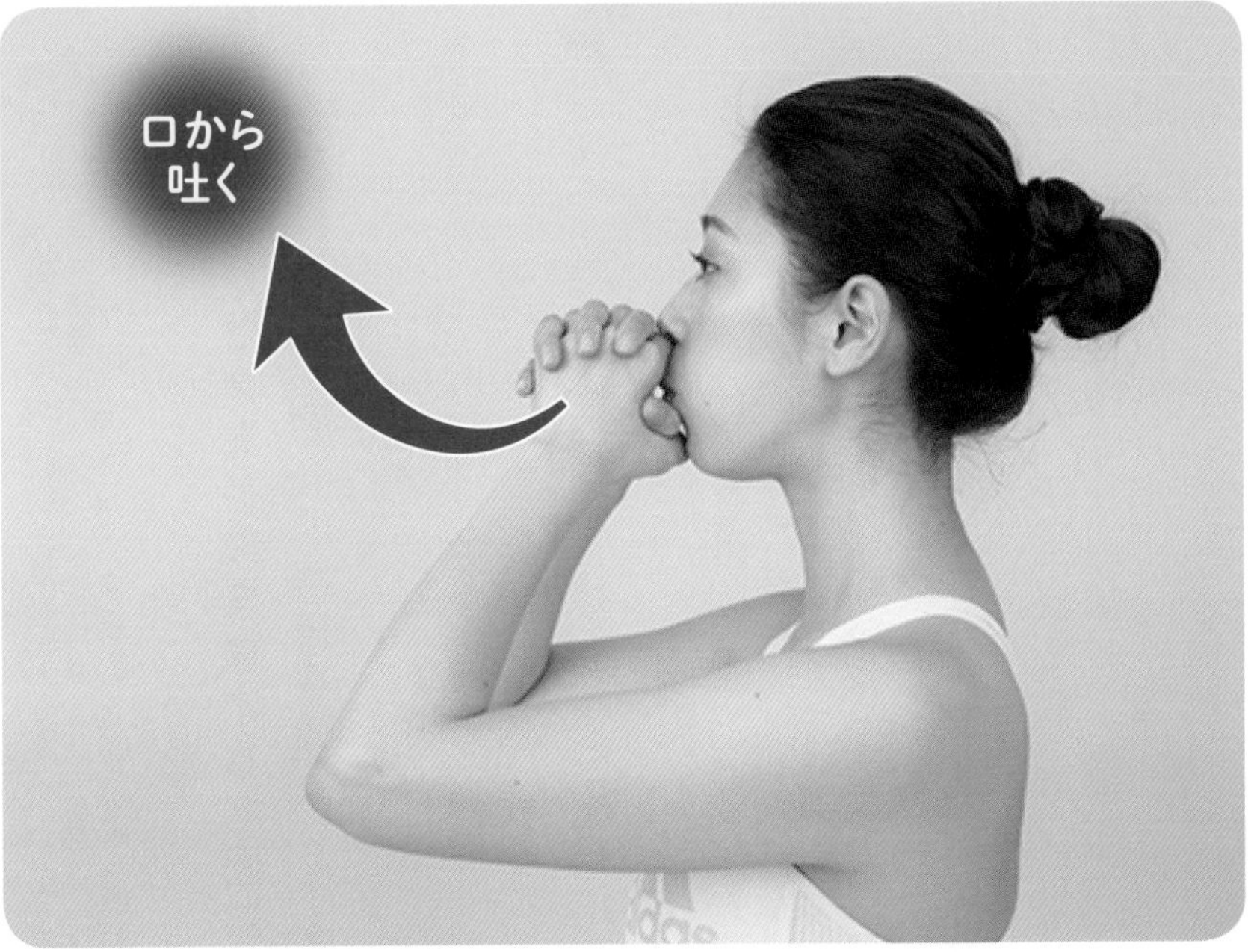

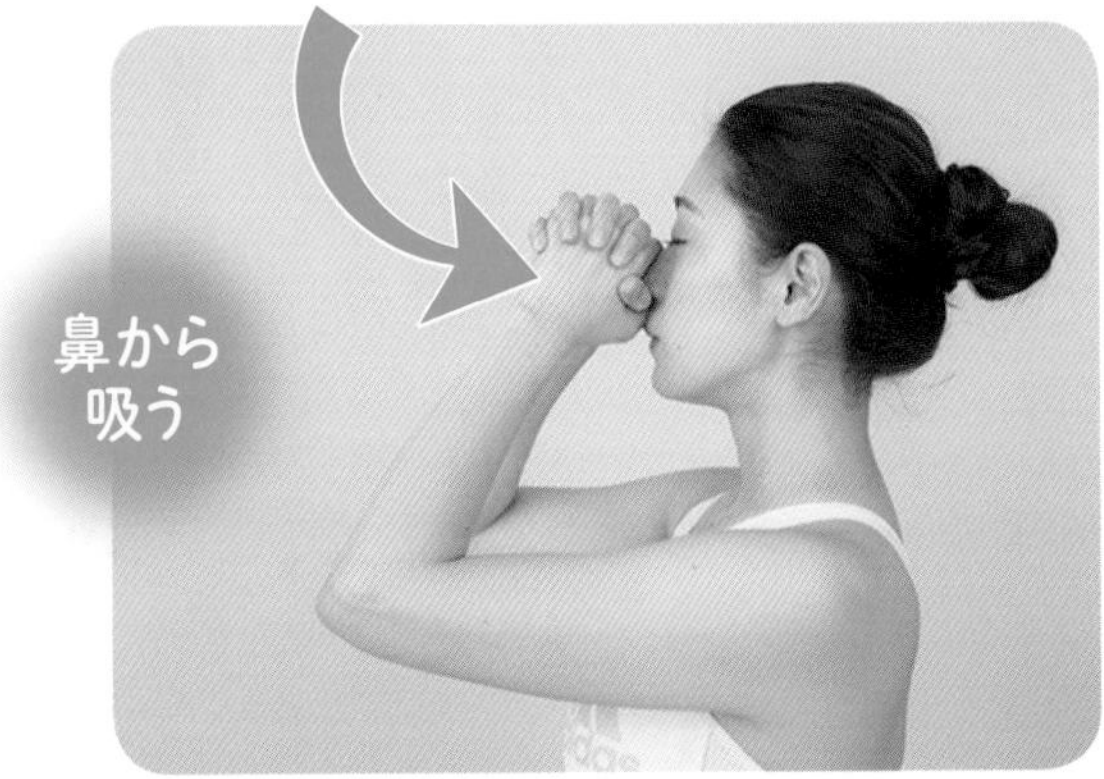

How to breathe

「長生き呼吸法」アレンジブレスG

ドキドキ解消呼吸

大事な面接やプレゼンなどの緊張する場面にオススメ。腕組みは自己防衛のポーズでもあります。副交感神経を高め、不安を解消しましょう。

姿勢のポイント

◎ イスに座る
◎ 背筋を伸ばす
◎ 両腕で体を包み込む
◎ 目は閉じても、開いてもOK(リラックスしやすい方で)

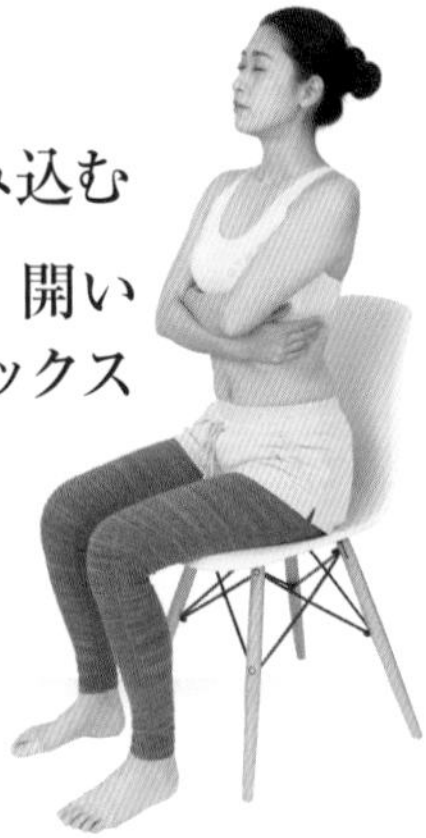

呼吸のポイント

◎ 体を抱きしめながら6秒息を吐く
◎ 3秒息を吸う
◎ 10回行う

自分を抱きしめながら
ゆ〜っくり息を吐く

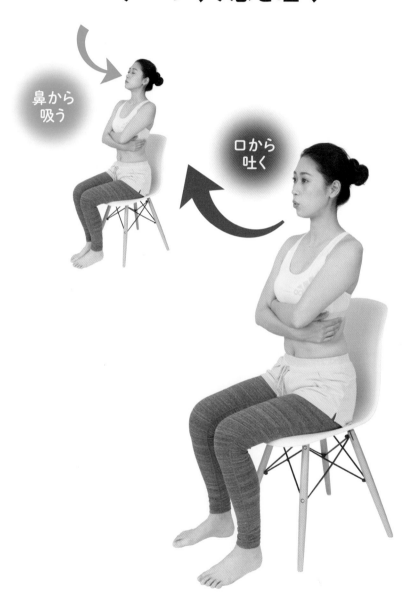

「長生き呼吸法」アレンジブレスH

How to breathe

集中力アップ呼吸

不安や緊張を解消したら、自分の能力を発揮するために集中力もアップさせましょう。交感神経を刺激する光を遮断し、副交感神経を上げます。

姿勢のポイント

◎イスに座る
◎背筋を伸ばす
◎目を閉じて、両手で覆う

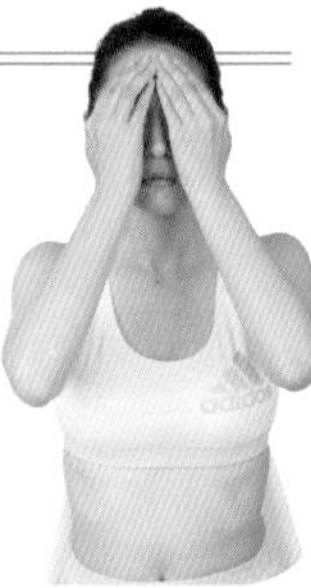

呼吸のポイント

◎6秒息を吐く
◎3秒息を吸う
◎10回行う

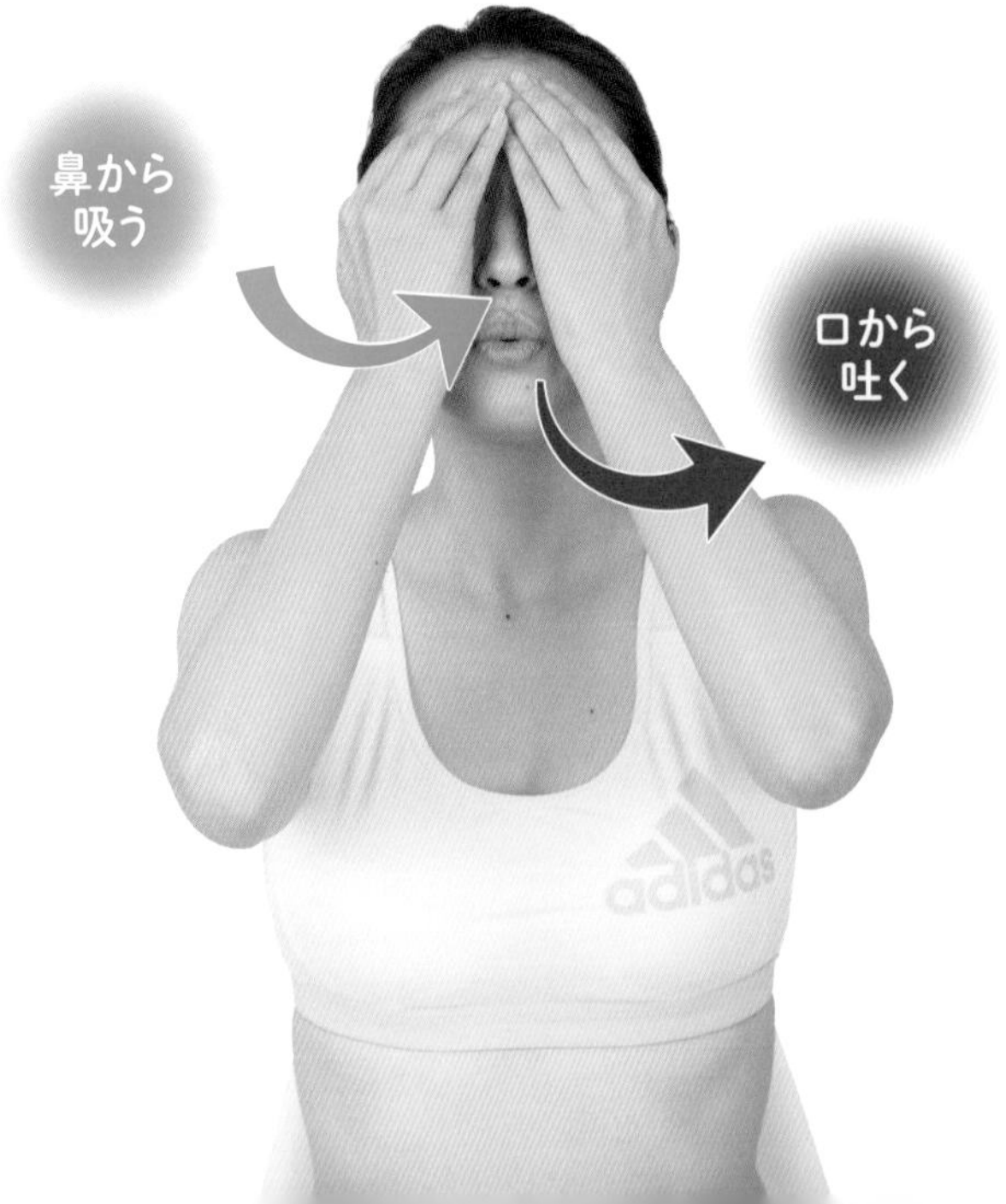

光をシャットアウトしてゆ〜っくり息を吐く

第5章

「長生き呼吸法」の効果を高める健康習慣

毎日の「長生き呼吸法」に慣れてきたら
7つの習慣を組み合わせて
最高の健康状態を手に入れましょう！

「長生き呼吸法」と一緒にトライして120歳まで健康になる7つの習慣

ここまでお読みいただき、「長生き呼吸法」の健康パワーを理解してもらえたかと思います。すでに試された方は、さっそく自律神経のバランスが整って、爽《そう》快《かい》な気分を感じているのではないでしょうか。ぜひ、毎日の習慣にしていただければと思います。

ここからは、「長生き呼吸法」と同じく、毎日の生活に簡単に取り入れられる、オススメの健康習慣をお伝えしていきます。すべてを最初からやる必要はありません。できそうなものから始めて、無理せず習慣化できるようにしましょう。

不思議なもので、**自律神経は「がんばろう」「ちゃんとやらなきゃ」と思えば思うほど乱れてしまう**ものです。いい加減に、気楽に、のほほんと参りましょう。

習慣 1

「長生き呼吸ストレッチ」をしよう！

長期間にわたって「浅い呼吸」に慣れてしまっている人の中には、肺が膨らまずに深い呼吸がしにくくなっている人がいます。繰り返しますが、私たちが呼吸するとき、肺は自分の力で収縮しているのではありません。呼吸筋と呼ばれるろっ骨についた筋肉などが柔軟に動くことで肺が収縮し、私たちは呼吸ができているのです。

しかし長期間「浅い呼吸」をしてきた方は、呼吸筋がガチガチに固まっている恐れがあります。そのため、意識的に深い呼吸をしようとしても、呼吸筋が動きにくいため、難しくなってしまうのです。

そこで私は**「長生き呼吸法」の効果を最大化させるために「長生き呼吸ストレッチ」**を考案しました。これらのストレッチをすれば、呼吸筋がほぐれ、だれでも深い呼吸ができるようになるでしょう。ぜひ、お試しを。

長生き呼吸ストレッチ①

猫背を改善して胸郭を広げる

猫背を解消して、肺を大きく膨らませられるようになります。このストレッチには、肩こり解消の効果もあります。

イスに座って行う

◎ 頭の後ろで手を組む
◎ 両肩の肩甲骨を近づけるように腕を後ろに開く
◎ 体を反らせる
◎ 10 回行う

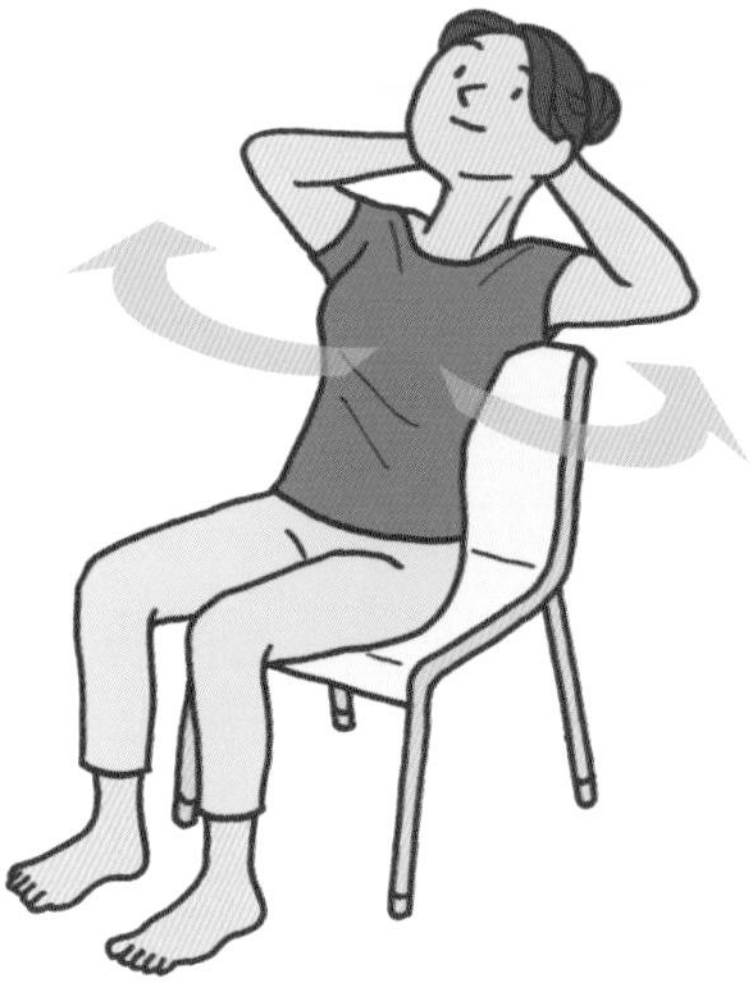

壁を使って行う

◎ 片腕を曲げて壁に手をつく
◎ 壁を押しながら、上体をひねる
◎ 左右1回ずつで1セット、計10 セット行う

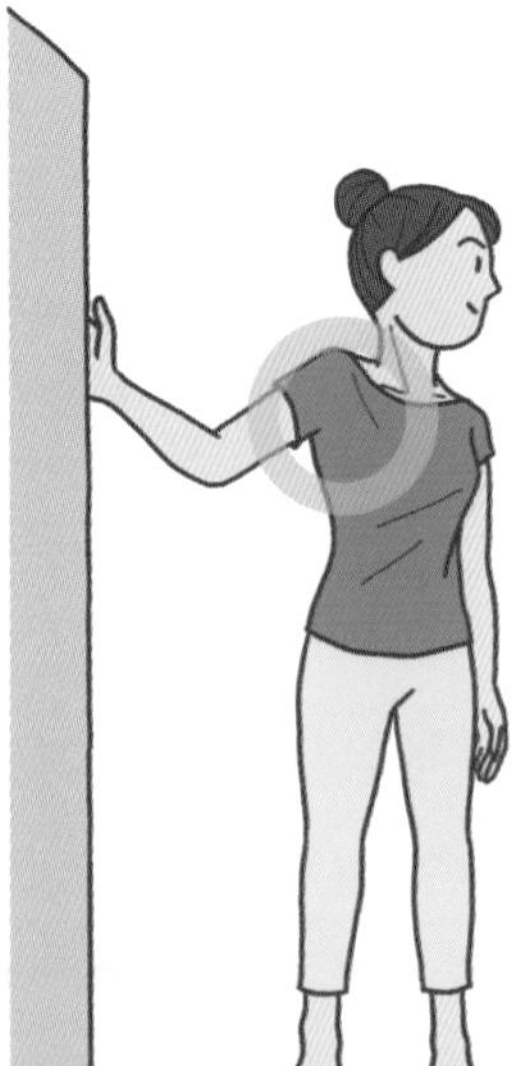

How to stretch

長生き呼吸ストレッチ②

ろっ骨を伸ばして呼吸しやすく

脇腹をのばすと、横隔膜がついているろっ骨の間を広げられます。ろっ骨と骨盤をつなぐ腰の筋肉もほぐれ、胸郭が開きやすくなります。

ひざ立ちで行う

◎ 両腕を頭の上で組む
◎ ひざが浮かないように、上体を横に倒す
◎ 左右1回ずつで1セット、計10セット行う

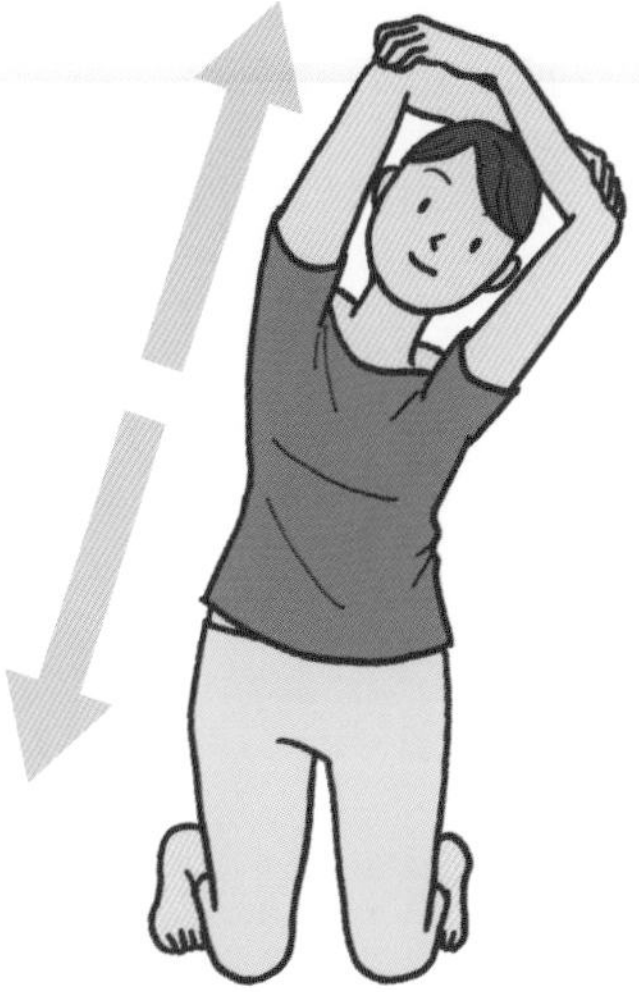

寝たまま行う

◎ 両手足をのばす
◎ 上下に引っ張られるようにのばす
◎ 5秒のばす
◎ 5回行う

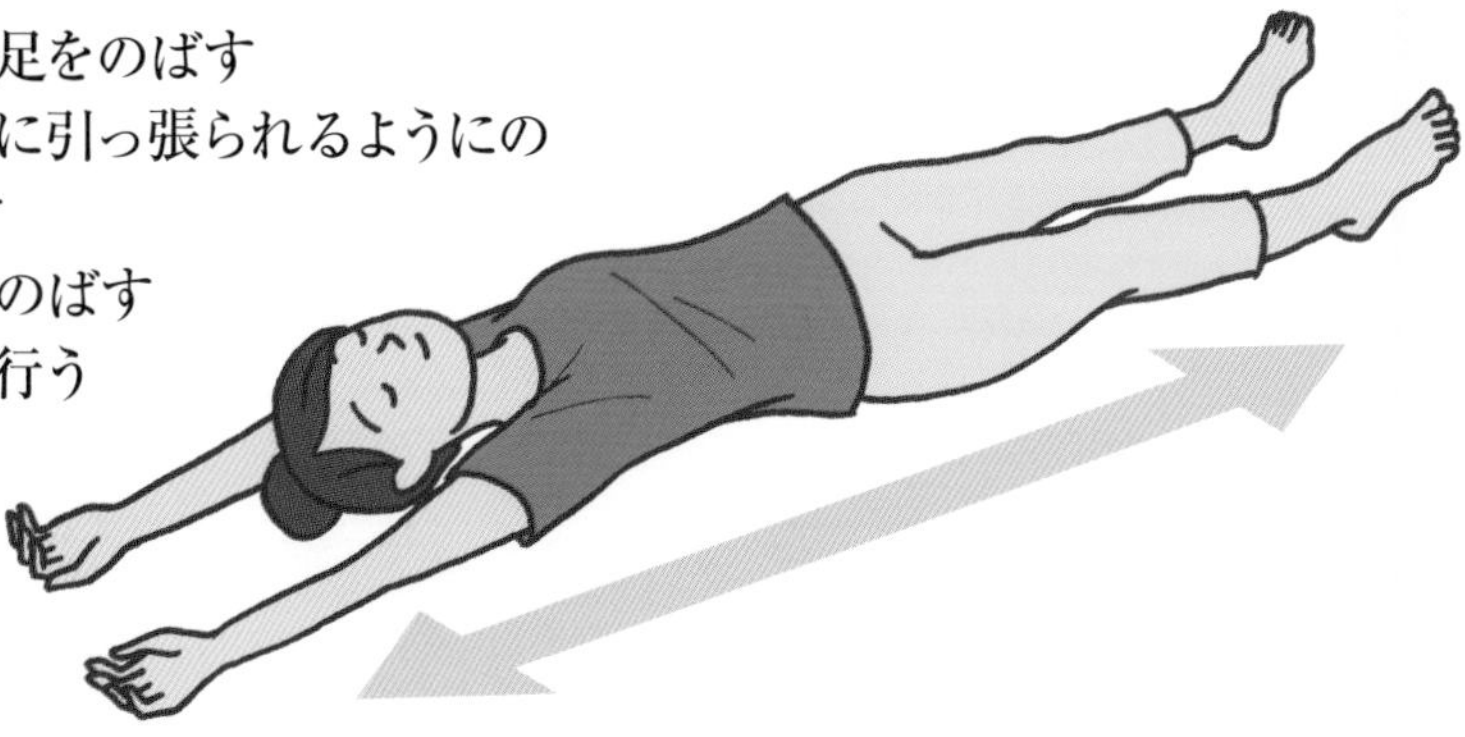

習慣 2

ずぼらスクワットで血流アップ！

「長生き呼吸法」をして呼吸が深くなれば、自律神経のバランスが整い、血流がアップします。人間の体というのはおもしろいもので、この逆も成り立ちます。つまり、**血流がアップすれば、自律神経が整い、呼吸が深くなる**のです。人体の機能というのは、すべてが関連してつながっているんですね。

そこで私は、血流アップの視点から、自律神経を整えるためのとっておきの方法を見つけました。それはスクワットです。スクワットは下半身の筋肉を重点的に鍛えることができます。下半身には全身の約70%の血液が集まっていて、下半身の筋肉は、血液を心臓へ戻すポンプのような役割を担っています。そのため、太ももやふくらはぎの筋力が低下すると、全身の血流が減ってしまうのです。

ただしスクワットをいきなり始めるのは大変ですので、ここでは壁に寄りかかって簡単にできる「ずぼらスクワット」をご紹介しましょう。

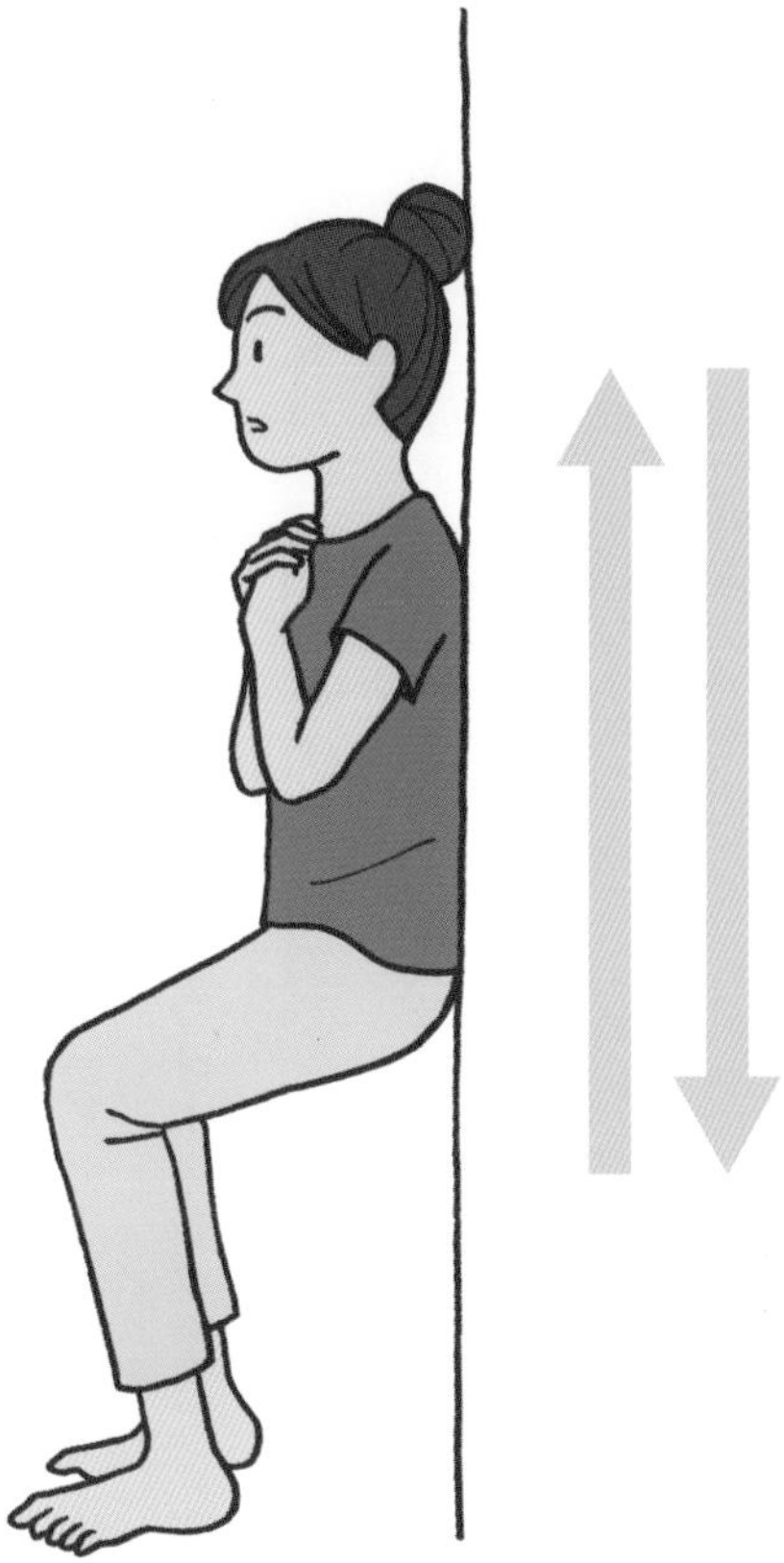

ずぼらスクワット

❶ 両手を胸の前でクロスし、壁や柱に寄りかかる。両足は肩幅に
❷ 壁に背筋をピッタリつけて、ゆっくり息を吐きながら腰を下ろす
❸ ひざが 90 度まで曲がらない位置で、ゆっくり息を吸いながらひざを伸ばしていく

◎ 1日 10 回が目安

習慣 3

散歩するなら「大股ウォーキング」がベスト

外を移動するときや散歩、ウォーキングをする際にオススメの歩き方があります。それが「大股ウォーキング」です。

視線を落とさずに遠くを見て、背筋を伸ばし、腕を大きく振って、大股で歩くように心がけてください。ゆっくりと深く呼吸しながら歩くのがベストです。

背筋を伸ばして歩く大股ウォーキングなら、たくさん酸素を取り込めて、自律神経が整い、ストレス解消効果が期待できます。また、意識的に大股で歩くことによって、エネルギー代謝が促進され、ダイエット効果も期待できます。

ただし歩きすぎは禁物です。疲れを感じるほど歩くと、逆に自律神経が乱れて、免疫機能が低下してしまう恐れがあります。何事も「ほどほど」がいちばん。これを念頭に「大股ウォーキング」を生活に取り入れてみましょう。

習慣 4

1日の疲れをとる音楽は、癒し系ではなくロックに

「長生き呼吸法」をするとき、好きな音楽をかけるのもよいでしょう。好きな音楽を聴くと副交感神経が高まり、よりリラックス効果が期待できます。

その際、できれば**「テンポが一定」で、「音階の変化が少ない」音楽を選ぶ**のが得策です。規則的なリズムは自律神経を安定させる働きがあります。

また、夜眠る前、1日の疲れをとるために音楽を流している人は、癒し系の音楽ではなく、ロックミュージックを聴いてみるのはどうでしょうか。ロックなんてうるさい！　と思われる人もいるかもしれませんが、私は仕事で本当に疲れたときは、レディー・ガガを聴いています。そうすると、翌朝まで疲れが残らず、とても快調に過ごせるのです。ロックの規則的なリズムが自律神経のバランスを整えてくれたのでしょう。

習慣 5

寝る前に3行日記をつけよう

1日の終わりに、3行日記をつけると、副交感神経が高まり、質の高い睡眠がとれます。3行日記とは、その日「一番失敗したこと」「一番感動したこと」「明日の目標」の3項目を、1行だけの簡潔な文でまとめるものです。

寝る前に、必ず手書きで、ゆっくりと、ていねいに文字を書けば、副交感神経が高まり、穏やかな気持ちで睡眠に入れます。シメに「長生き呼吸法」をすれば、完璧でしょう。

○月○日

① 一番失敗したこと、
または体調が悪かったこと

② 一番感動したこと、
またはうれしかったこと

③ 明日の目標、
または今一番関心があること

習慣 6

朝イチにコップ1杯の水をゴクゴク飲もう

朝起きたら、コップ1杯の水を一気に飲みましょう。水が入った胃の重みで腸が刺激され、ぜん動運動を活発にさせるスイッチとなります。水分によって便がやわらかくなるので、スムーズな排便もできます。

腸は食べ物から栄養を吸収し、血液の質を決定づける臓器です。腸の働きが悪いと、汚れた血液がつくられて全身に送られ、不調や病気を引き起こします。

また、胃腸と副交感神経は深く関係しています。**水を飲むと、胃腸の神経が刺激され、副交感神経のレベルがアップ。**副交感神経のレベルが上がれば、腸の健康は保たれ、逆に腸が健康ならば、副交感神経のレベルも上がります。

1杯の水を飲んだ後に「長生き呼吸法」を実践すれば、1日を快調にスタートできることでしょう。

習慣 7

「長生きみそ汁」を飲もう

発酵食品「みそ」を使ったみそ汁は、誰もが知る日本の伝統食。このみそ汁を私の長年の研究成果をもとにバージョンアップしたのが「長生きみそ汁」です。「長生きみそ汁」の基本の食材は、赤みそと白みそ、おろし玉ねぎ、りんご酢の四つです。これらをボウルで混ぜ合わせ、冷凍したものをお湯に溶かすだけ。

ここに好みの具材を加えれば、さらにパワーアップ！　**1日1杯で、自律神経のバランスや腸内環境を整え、生活習慣病や慢性疲労の改善なども期待できます。**

また、みそ汁だけではなく、おかずづくりの味つけにも使えて、毎日の献立づくりのストレスからも解放してくれるスグレモノでもあります。詳しくは拙著『医者が考案した「長生きみそ汁」』（アスコム）をご確認ください。

みそ汁以外にも、ヨーグルトや納豆、キムチなどの発酵食品は、腸内環境を整えるための強い味方です。積極的に食卓に取り入れていきましょう。

また、私は**朝、昼、晩と「1日3食」の食事が体にいい**と考えています。昨今、「1日2食」や「1日1食」が健康にいいとする考えがありますが、自律神経や腸内環境のことを考えると、やはり3食とったほうがいいです。

食事は腸への刺激になって、腸の動きをよくします。**1日に1回しか食事をしないと、それだけ腸への刺激が少なくなるため、腸の働きが衰えてしまう可能性があります。**

ただし、歳をとると基礎代謝が悪くなるため、1回の食事量は減らしたほうがいいでしょう。ちなみに私の場合、「長生きみそ汁」を具だくさんにし、みそ汁から手をつけることで満腹中枢を早めに刺激するようにしています。

「長生きみそ汁」を毎日の食事に取り入れて、腸に刺激を与えるようにしましょう。

おわりに

私は自律神経の研究を20年以上続けてきました。新しい発見や驚きの日々の中で、あらためて思うのは「呼吸」の大切さです。

どうすれば自律神経をコントロールして、心身ともに健康でいられるのか。このテーマはいつしか私のライフワークとなり、今日に至るまでさまざまな実践方法を模索《もさく》してきました。

私がこれまで提案してきた自律神経を整えるための方法、たとえば「みそ汁を飲む」ことだったり、「日記」をつけたり、「ぬり絵」をしたり、「音楽」を聴いたりすることは、もちろんすべて自律神経を整えるのに効果的です。

しかし、どんな方法であれ、それを行う人の呼吸が浅く速いものになっていたら、効果は半減してしまいます。

何をするにも、しっかりと深い呼吸をしてから向き合うと、必ず状況はいいほうに向かっていきます。たとえ今、人間関係のストレスがあり、仕事や生活に悩みがあったとしても、まずはゆっくり呼吸をしてから、一歩目を踏み出しましょう。しっかり大地を踏みしめて、ドンと構えて、ゆっくり、ゆっくり呼吸すれば、ささいなことに惑わされず、生きている喜びを感じられるはずです。

今、この原稿を書いている最中、東京オリンピックが1年後に延期される第一報が届きました。世界中が新型コロナウイルスの脅威に恐れおののいています。

こんなときこそ、私は世界中の方々に「長生き呼吸法」を実践してほしいです。あせりや不安、イライラを解消して、ウイルスに負けない心身をともに築きましょう。世界中の医療従事者たちは今、懸命に闘っています。だから大丈夫。

「長生き呼吸法」があなたの人生の支えになることを心から願っています。

小林弘幸

自律神経を整える「長生き呼吸法」

発行日　2020年 5 月 30 日　第 1 刷
発行日　2021年 3 月 10 日　第 7 刷

著者　小林弘幸

本書プロジェクトチーム

編集統括	柿内尚文
編集担当	大住兼正
編集協力	平山純、浅羽晃、オフィスAT
デザイン	鈴木大輔・江﨑輝海（ソウルデザイン）
写真	八木虎造、長尾浩之
撮影協力	廣井章乃
モデル	豊森ちはや
カバーイラスト	フクイヒロシ
本文イラスト	石玉サコ
DTP	G-clef
校正	東京出版サービスセンター
営業統括	丸山敏生
営業推進	増尾友裕、藤野茉友、綱脇愛、大原桂子、桐山敦子、矢部愛、寺内未来子
販売促進	池田孝一郎、石井耕平、熊切絵理、菊山清佳、吉村寿美子、矢橋寛子、遠藤真知子、森田真紀、大村かおり、高垣真美、高垣知子
プロモーション	山田美恵、林屋成一郎
講演・マネジメント事業	斎藤和佳、志水公美
編集	小林英史、舘瑞恵、栗田亘、村上芳子、菊地貴広
メディア開発	池田剛、中山景、中村悟志、長野太介、多湖元毅
管理部	八木宏之、早坂裕子、生越こずえ、名児耶美咲、金井昭彦
マネジメント	坂下毅
発行人	高橋克佳

発行所　株式会社アスコム

〒105-0003
東京都港区西新橋2-23-1　3東洋海事ビル
編集部　TEL：03-5425-6627
営業部　TEL：03-5425-6626　FAX：03-5425-6770

印刷・製本　中央精版印刷株式会社

Printed in Japan ISBN 978-4-7762-1032-0

アスコムのベストセラー

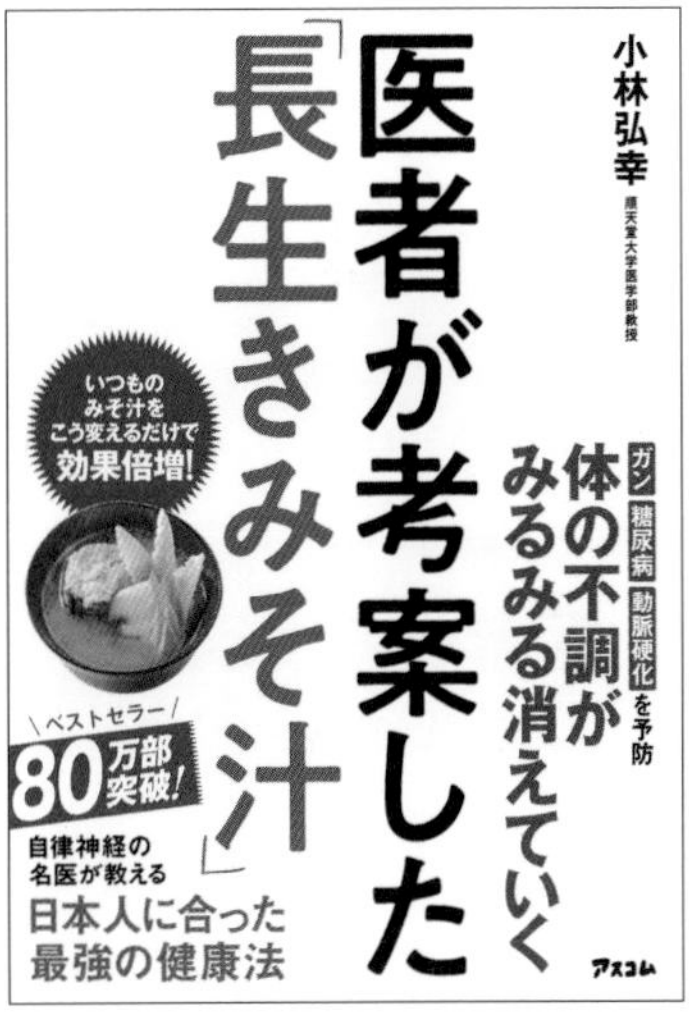

ベストセラー!
80万部
突破!

医者が考案した「長生きみそ汁」

順天堂大学医学部教授
小林弘幸

A5判 定価：本体 1,300 円＋税

ガン、糖尿病、動脈硬化を予防 日本人に合った最強の健康法!

◎豊富な乳酸菌が腸内環境を整える
◎血糖値の上昇を抑えるメラノイジンが豊富
◎自律神経のバランスが改善!
◎老化のスピードが抑えられる!

お求めは書店で。お近くにない場合は、ブックサービス ☎0120-29-9625までご注文ください。
アスコム公式サイト http://www.ascom-inc.jp/からも、お求めになれます。

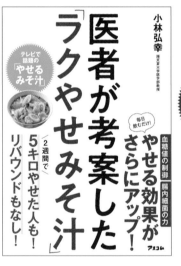